Yoga für Mutter und Baby

Julie Llewellyn-Thomas

Fotos von Ruth Jenkinson

südwest

Für meine Kinder – Clara, Rafi, Gabriel und Baby Lucia

ISBN-10: 3-517-08237-6
ISBN-13: 978-3-517-08237-0

Umschlaggestaltung: R.M.E. Eschlbeck / Kreuzer / Botzenhardt
Fotos: Ruth Jenkinson
Übersetzung: Beatrice le Coutre-Bick
Satz und Redaktion: Maja Mayer für bookwise GmbH, München

Druck und Bindung: Toppan Printing Co., (HK) Ltd

Printed in China

817 2635 4453 6271

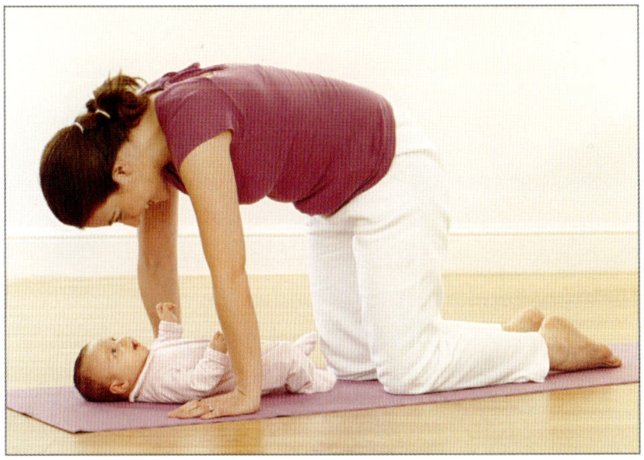

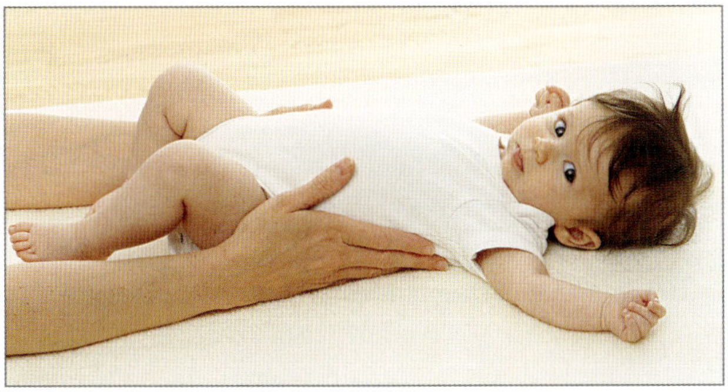

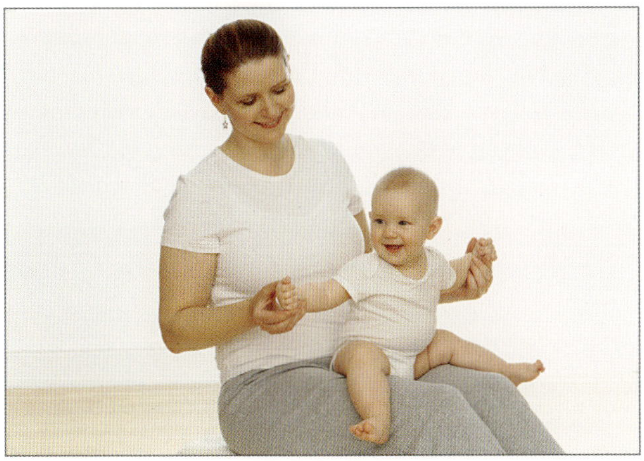

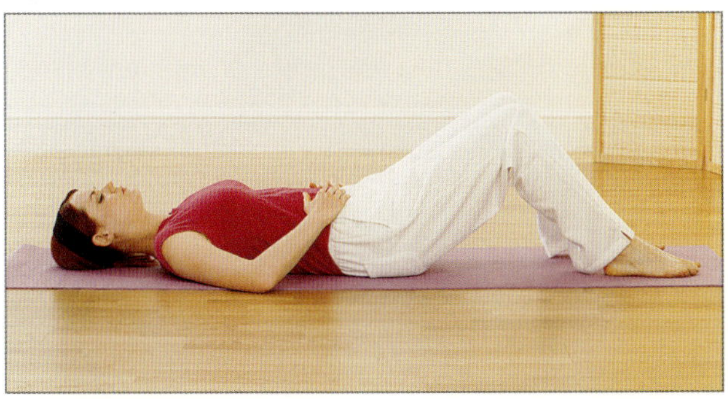

INHALT

Was ist Yoga?

Yoga kann vielerlei bewirken: Es belebt den Körper, schärft den Geist und reinigt die Seele. Dabei entscheiden Sie, wie intensiv Sie sich mit Yoga beschäftigen wollen. Sie können es beim Erlernen einiger Übungen belassen oder zudem die Theorie, Ernährungslehre und Philosophie des Yoga in Ihr Leben einbeziehen. Doch bereits das Ausführen der folgenden Übungen wird die Art und Weise verändern, wie Sie sich fühlen, bewegen, atmen und wie Sie sowohl mit Ihrem Kind als auch mit anderen umgehen.

Yoga ist seit ca. 5000 Jahren bekannt und gilt als älteste Form der körperlichen und geistigen Ertüchtigung. Obwohl es ursprünglich nur von Männern praktiziert wurde und indische Yoga-Schulen erst im 20. Jh. Frauen zuließen, hat sich Yoga über die ganze Welt ausgebreitet und wird heute von Menschen jeden Alters und jeder Konstitution ausgeübt, ob gesund oder krank.

Yoga beruht auf dem Sanskrit-Wort „yug“ (Vereinigung). Es umschreibt das Ziel, Körper, Geist und Seele in Einklang zu bringen. Die Kombination aus körperlicher Ertüchtigung, Atmung und Meditation kann entspannend wirken und ein Gefühl spiritueller Erfüllung vermitteln, auch wenn Yoga keine Religion ist.

Yoga wird Ihnen, Ihrem Kind und Ihrer Beziehung zueinander gut tun. Und da es dabei nicht um sportlichen Wettbewerb geht, kann jeder, egal, mit welcher körperlichen Konstitution, Yoga praktizieren. Lernen Sie, auf Ihrem individuellen Leistungsniveau zu üben!

Schon einfache Yoga-Übungen fördern Gleichgewichtssinn, Motorik und Koordination Ihres Babys. Auch sein Atem- und Verdauungssystem werden gestärkt, sodass Babys, mit denen regelmäßig Yoga gemacht wird, weniger unter Koliken und Verstopfung leiden. Zudem können sie sich frei bewegen und so von engen Kindersitzen erholen. Sie als Mutter wird Yoga entspannen, und die Übungen werden die physische und emotionale Bindung zu Ihrem Kind intensivieren.

Beim Baby-Yoga handelt es sich um eine Ausweitung von kindgerechten Massagetechniken, die in verschiedenen Kulturen seit Jahrhunderten praktiziert werden. Weltweit dienen sie dazu, die Belastungen und Nachwirkungen der Geburt zu lindern, Babys zu stimulieren oder zu beruhigen und eine Reihe körperlicher Gebrechen von Erwachsenen zu behandeln. Daher sind bei vielen Völkern Massagen für Mutter und Kind Teil der traditionellen Geburtshilfe, um bei Neugeborenen die Vitalfunktionen und das Immunsystem zu stärken.

Yoga bedeutet Ausgeglichenheit des Geistes, einen immer währenden Frieden.

Bhagavad Gita, Kapitel 2, Vers 48

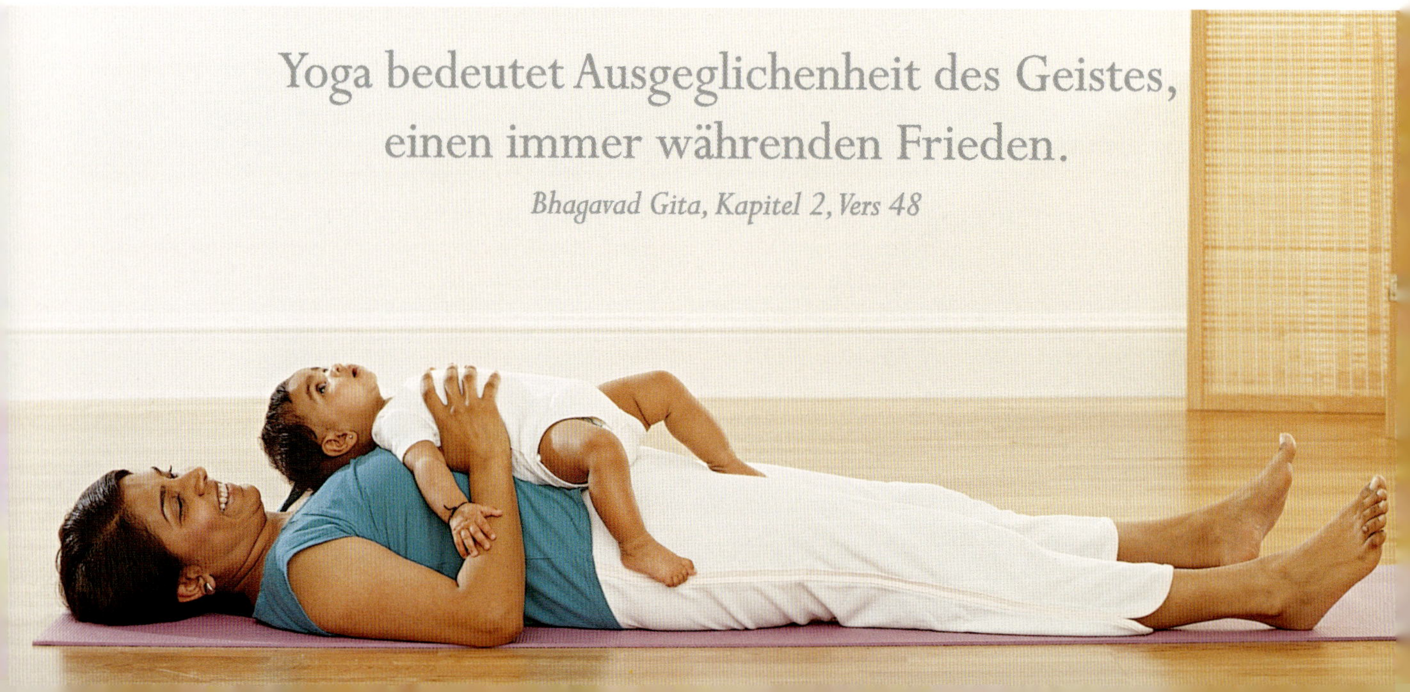

Für die postnatale Zeit bietet Yoga ein vielfältiges Übungsrepertoire. Nachdem Sie Ihr Kind geboren haben, werden Sie feststellen, dass Ihr Leben einem umfassenden Anpassungsprozess unterworfen sein wird, der ihnen Freude, aber auch Phasen der Verzweiflung, Erschöpfung und Frustration beschert. Das durch Yoga unterstützte tiefe Atmen versorgt Ihren Körper mit „Prana" (Energie), während die ruhigen, in Rückenlage durchgeführten „Shavasana"-Übungen Ihnen dabei helfen, Ihre Kraftreserven auf die Heilung Ihres Körpers und die Betreuung Ihres Kindes zu konzentrieren.

Yoga und Atmung sind unzertrennlich. So wird aus Sicht eines Yogi die Lebenszeit nicht in Jahren, sondern in der Anzahl der Atemzüge gemessen. Zudem gibt es einen nachgewiesenen Zusammenhang von Atmung und Gefühlssteuerung. Indem Sie lernen, richtig zu atmen, lernen Sie zugleich, Ihren Geist zu entspannen und Ihre Emotionen zu lenken. Vielleicht haben Sie bereits festgestellt, dass Ihr Atem schnell und flach ist, wenn Sie wütend sind. Sie werden merken, dass Sie sich beruhigen, wenn Sie langsamer und tiefer atmen.

Yoga steigert das Bewusstsein für das Hier und Jetzt: Man wird dankbarer für die Gaben des Lebens und kann Konflikten mit mehr Klarheit und Offenheit begegnen. Daher bietet Yoga eine gute Grundlage für das Elterndasein. Es lehrt, den Augenblick zu genießen und dennoch das eigene Handeln zu reflektieren. Man lernt, mehr auf sich selbst zu achten, seine Bedürfnisse und Grenzen zu erfahren, sich eigene Fehler zu vergeben und offen für die eigene Weiterentwicklung zu sein. So ist man gut gerüstet, die Elternrolle aufrichtig auszuüben, ohne sich emotional ausgebrannt zu fühlen.

Unter den verschiedenen Arten von Yoga ist Hatha-Yoga mit seinen „Asanas", d. h. mit seinen Bewegungsübungen und Ruhestellungen, die bekannteste und hat in den vergangenen Jahrzehnten v. a. auch in der westlichen Hemisphäre viele Anhänger gefunden. Diese auch als „traditionelles" Yoga bezeichnete Form liefert die Basis für die in diesem Buch dargestellten Übungen.

Asanas können auf unterschiedliche Weise kombiniert und so muskelkräftigend, meditativ und energiefördernd wirken. Zudem helfen sie dabei, sich auf die Verbindung zwischen Atmung, Körper, Gedanken und Gefühlen zu konzentrieren. „Hatha" ist von den Sanskrit-Wörtern für Sonne und Mond abgeleitet und drückt die Vereinigung von Gegensätzen aus. Hatha entspannt als „Bewegungs-Yoga" die Muskulatur und verbessert Körperhaltung, Beweglichkeit und Kraft. Dabei werden die Übungen langsam und auf meditative Weise durchgeführt, um zusammen mit Atemtechniken – oder „Pranayama" – die Gesundheit zu stärken. Für Sie und Ihr Kind bedeutet Yoga jedoch v. a. Freude, Erfüllung und ein stärkeres Zusammengehörigkeitsgefühl.

DIE YOGA-SUTRAS

Über das achtgliedrige System des Yoga geben Patanjalis Yoga-Sutras Auskunft: ein Text der Yoga-Philosophie, der vermutlich aus dem 2. Jh. v. Chr. stammt. Die ersten zwei Stufen – „Yama" und „Niyama" – kann man als grundlegende Gebote und Verbote bezeichnen. Sie stellen zwar keine Gesetze dar, sollen jedoch als Richtlinien der Lebensführung dienen. Manche Menschen entscheiden sich dafür, die Prinzipien der Sutras in ihr tägliches Leben zu integrieren, andere verzichten darauf. Entscheiden Sie selbst!

Niyamas
Shauca – Sei rein!
Samtosa – Sei zufrieden!
Tapas – Sei diszipliniert!
Svadhyaya – Sei gelehrig!
Isvara pranidhana – Sei hingebungsvoll!

Yamas
Ahimsa – Füge niemandem Schaden zu!
Satya – Lüge nicht!
Asteya – Stiehl nicht!
Brahmacharya – Übe Enthaltsamkeit!
Aparigraha – Sei nicht habgierig!

Die Vorteile von Yoga für Mütter

In den ersten Wochen nach der Geburt durchleben Sie möglicherweise ein emotionales Auf und Ab: Ihr Baby ist vollständig auf Ihre Fürsorge angewiesen und das kann sowohl beglücken als auch belasten. Viele Frauen vermissen ihre Unabhängigkeit, manche haben sogar das Gefühl, ihre eigene Identität verloren zu haben. Auch wenn Sie Ihr Kind lieben, werden Sie die physischen und emotionalen Herausforderungen der Mutterrolle des Öfteren als Strapaze empfinden. Besonders dann wird Yoga Sie aufrichten und stärken und Ihnen im Hinblick auf Sie selbst und Ihre Mutterrolle ein positives Lebensgefühl vermitteln.

Nicht selten fühlen sich Frauen in den ersten Wochen nach der Geburt unwohl und geradezu fremd in ihrem Körper. Dieses Buch enthält ein Kapitel (siehe ZEIT NUR FÜR SIE auf den Seiten 70–89), das Sie dazu anleitet, Körper, Geist und Atmung in Einklang zu bringen. Die sanften Übungen werden Ihre Schulter- und obere Rückenpartie lockern und so die Verspannungen lösen, unter denen Sie vielleicht leiden, wenn Sie Ihr Baby stillen. Zudem werden Sie die Atemübungen vitalisieren, sollten Sie sich einmal erschöpft fühlen.

Yoga eignet sich ideal, um Ihren Beckenboden nach der Geburt zu kräftigen, und zwar durch Übungen, die man in der Yoga-Lehre als „Mula Bandha" bezeichnet und die auf die Kontraktion des Beckenbodens zielen. Bei der Übung „Bewusst zur inneren Mitte atmen" (Seite 72) wird Ihr Nabel beim Ausatmen zur Wirbelsäule gezogen. So werden Ihre Bauchmuskeln angespannt und Ihre Tiefenmuskulatur gestärkt – eine wertvolle Übung v. a. dann, wenn Sie einen Kaiserschnitt hatten.

Nachdem Sie Ihr Kind geboren haben, fühlen Sie sich wahrscheinlich ermattet, mit Verspannungen im Nacken und oberen Rückenbereich sowie Schmerzen im unteren Rücken- und Beckenbereich. Außerdem leiden Sie womöglich unter den Folgen eines Dammschnitts oder -risses. Sanfte und korrekt ausgeführte Yoga-Übungen werden Ihnen Ihre Kraft und Bewegungsfreiheit zurückgeben. Bevor Sie jedoch mit dem Training beginnen, sollten Sie Ihren Arzt konsultieren.

WIE KANN MIR YOGA NACH EINEM KAISERSCHNITT HELFEN?

Die Beschwerden nach einem Kaiserschnitt werden, auch wenn Sie hierbei bedachtsam vorgehen müssen, durch Yoga-Übungen gelindert, indem diese Ihre Bauchmuskulatur und die untere Rückenpartie unterstützen. Zudem werden u. a. Bauch- und Nasenatmung sowie Beckenbodenübungen (Seite 72–73) Ihre Genesung und Revitalisierung fördern. Sobald Sie sich wieder kräftiger fühlen, können Sie weitere Übungen zur Stärkung Ihrer Bauchmuskulatur ins Trainingsprogramm aufnehmen: beispielsweise „Beinheben im Wechsel", „Kleines Boot" oder „Flieg, Baby, flieg" (Seite 52–53). Beginnen Sie mit diesen Übungen jedoch erst nach Rücksprache mit Ihrem Arzt.

WIE KANN ICH MITHILFE VON YOGA STRESSINKONTINENZ BEWÄLTIGEN?

Ihre Beckenbodenmuskulatur, die das Becken von vorn nach hinten und von einer Seite zur anderen umgibt, besteht aus mehreren zusammenwirkenden Strängen. Während der Schwangerschaft und durch die Geburt können diese Muskeln und die sie stützenden Bänder überdehnt und geschwächt werden. Dies kann dazu führen, dass Sie in „Stresssituationen" an Inkontinenz leiden, d. h. in Situationen, in denen die Muskulatur stark belastet wird, wie z. B. beim Husten, Lachen o. Ä. Regelmäßige Beckenbodenübungen (siehe Seite 73), die Sie im Sitzen, Hocken oder Liegen ausführen kön-

HINWEIS Es bedarf einiger Zeit und regelmäßiger Beckenbodenübungen, bevor eine Besserung eintritt. Sollte sich jedoch keine Änderung oder gar Verschlechterung einstellen, fragen Sie bitte Ihren Arzt nach anderen therapeutischen Maßnahmen.

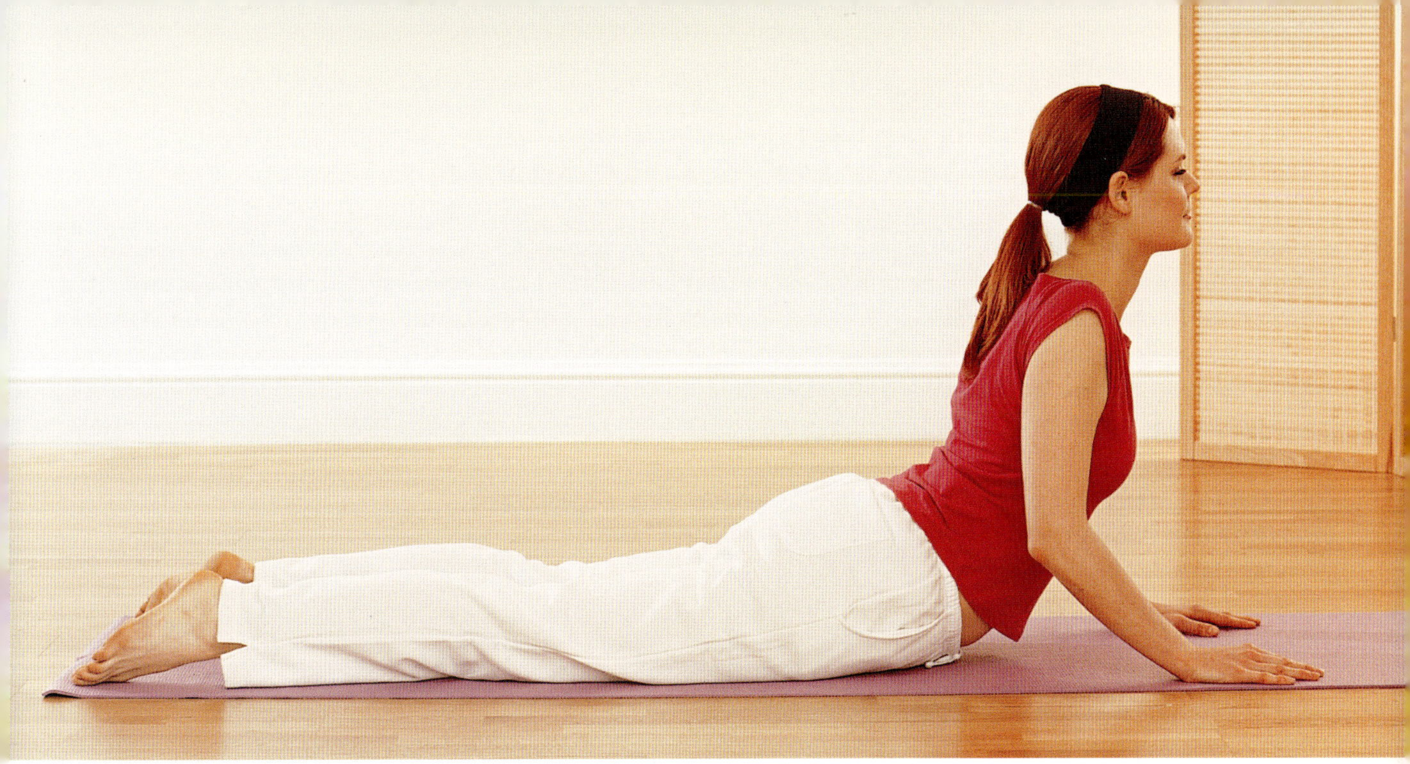

OBEN Sanfte Yoga-Stellungen lösen Verkrampfungen, geben Ihnen neue Energie und steigern so Ihr gesamtes Wohlbefinden.

nen, tragen dazu bei, diese Probleme zu bewältigen, indem sie die betroffenen Muskelgruppen stärken.

WAS KANN ICH TUN, WENN ICH AN POSTNATALEN DEPRESSIONEN LEIDE?

Dieser oft unterschätzte Zustand kann durch unterschiedlichste Faktoren ausgelöst werden. Als junge Mutter haben Sie nicht nur mit hormonellen Schwankungen und physischen Belastungen zu kämpfen, sondern müssen sich auch mit Veränderungen Ihres häuslichen und familiären Lebens arrangieren. Zunächst einmal sollten Sie sich darüber klar werden, dass es völlig normal ist, sich in den Tagen nach der Geburt matt und niedergeschlagen zu fühlen. Viele Frauen wirken in dieser Phase niedergeschlagen, sind reizbar, neigen zu Weinerlichkeit, fühlen sich müde und sogar nutzlos. Erst wenn diese Symptome auch nach Wochen oder Monaten nicht abklingen, kann eine klinische Depression vorliegen, die professionelle medizinische Hilfe erfordert.

Auch wenn Yoga kein Allheilmittel ist, kann es durch sanfte Bewegungsübungen zur Bewältigung postnataler Depressionen beitragen. Und wenn Sie die Übungen gemeinsam mit Ihrem Baby machen, werden Sie auf diese Weise den Kontakt zu ihm intensivieren. Die in diesem Buch vorgestellten Trainingsprogramme helfen Ihnen dabei, Spannungen abzubauen und Ihre Energievorräte aufzufrischen. So werden Sie sich zunehmend sowohl anderen als auch sich selbst widmen können.

Yoga mit Ihrem Baby wird Ihnen viele glückliche Momente bescheren, die sich aus dem gemeinsamen Tun und dem Beieinandersein ergeben. Mutter und Kind erhalten so die Gelegenheit, sich jenseits des Alltagsstresses aufeinander zu konzentrieren. Sollten Sie sich zudem einer Baby-Yoga-Gruppe anschließen, können Sie sich darüber hinaus sicher an der Freundschaft und Unterstützung anderer Mütter erfreuen.

HINWEIS Ziehen Sie sich nicht zurück, wenn Sie sich nach der Entbindung depressiv fühlen. Viele Frauen teilen dieses Los, und es kann helfen, sich mit anderen auszutauschen. Zögern Sie auch nicht, ggf. professionelle psychologische Hilfe zu beanspruchen.

Die Vorteile von Yoga für Babys

Yoga und Massagen sind für Babys jeden Alters gewinnbringend. Sie vertiefen nicht nur die Beziehung zwischen Mutter und Kind, sondern können sowohl beruhigend als auch stimulierend wirken und Gleichgewichtssinn, Koordination, Motorik sowie Atmungs- und Verdauungssystem des Kindes fördern.

IM ALTER VON SECHS WOCHEN BIS DREI MONATEN

In den ersten drei Lebensmonaten Ihres Babys entwickeln sich v. a. die Motorik und die Muskulatur von Nacken und Kopf. Es wird seine Gliedmaßen zunächst eng am Rumpf halten und seine Hände zu kleinen Fäusten ballen. Seine Bewegungen wirken etwas unkoordiniert und es erschrickt leicht. Seine Wahrnehmungsfähigkeit wird jedoch rasch zunehmen, sodass es bald seine Eltern und andere enge Bezugspersonen erkennt, was es durch seine vertrauensvoll-freudige Mimik und Gestik signalisiert.

Auf dieser Entwicklungsstufe sollen die Yoga-Übungen Ihr Kind v. a. visuell stimulieren, d. h. die Kommunikation mithilfe von Mimik und Gestik zwischen Ihnen und Ihrem Baby fördern. Die Entwicklung der Beweglichkeit der Gliedmaßen wird in dieser Phase durch einfache Bewegungen gefördert. Massagen stärken darüber hinaus durch den Körperkontakt das gegenseitige Vertrauen. Bevor Sie beginnen, sollte Ihr Kinderarzt jedoch im Rahmen der routinemäßigen Säuglingsuntersuchungen grünes Licht für die in diesem Buch beschriebenen Übungen geben.

IM ALTER VON DREI BIS SECHS MONATEN

In diesem Alter wird Ihr Kind bereits zu komplexeren Bewegungsabläufen fähig sein und seine Muskelgruppen besser koordinieren können. Im Zuge seiner zunehmenden Kraft und Beherrschung des Oberkörpers beginnt es, sich auf die Seite zu rollen und vielleicht sogar aufzusetzen, falls die untere Wirbelsäule bereits genug Halt gibt. Seine Bewegungen werden geschmeidiger und weniger hektisch. Auf dem Rücken liegend, beginnt es zu strampeln. Das Baby greift nun zielgerichtet nach Gegenständen, was v. a. an der verbesserten Hand-Augen-Koordination liegt. Da es nun sein Köpfchen allein heben und sich umsehen kann, nimmt es auch schon viel mehr von seiner Umwelt wahr.

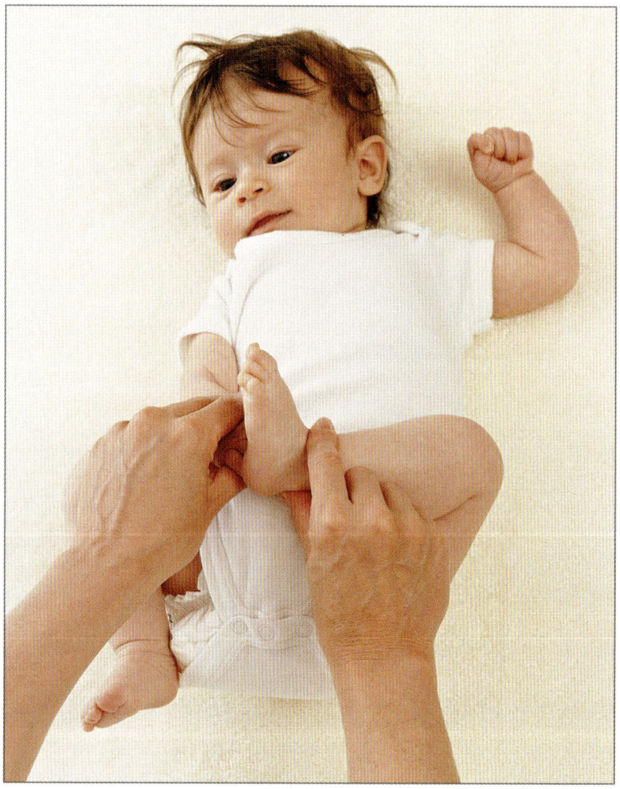

OBEN Yoga-Übungen helfen Ihrem Baby im Alter von drei bis sechs Monaten dabei, die Koordination seiner Gliedmaßen zu erlernen.

Die für diesen Altersabschnitt vorgesehenen Übungen sind meist spielerisch angelegt und sollen zusammen mit Liedern und Reimen die Beweglichkeit und soziale Einbindung des Kindes fördern. Wenn Ihr Kind zu krabbeln beginnt, benutzt es seine Glieder zielgerichtet und koordiniert. Um dies zu unterstützen, konzentrieren sich die entsprechenden Übungen auf die Koordination von Arm- und Beinbewegungen. Übungen in Bauchlage ermöglichen es Ihrem Kind, seinen Körper zu strecken und die Rumpfmuskulatur zu kräftigen. Auch Rollübungen kräftigen den Körper, machen

Wie ich dich liebe? Lass mich zählen, wie.
Ich liebe dich so tief, so hoch, so weit,
als meine Seele blindlings reicht …

Elisabeth Barrett Browning

aber v. a. Spaß. Da Kinder in diesem Alter ihre ersten Zähne bekommen, können die verschiedenen Übungen Ihr Baby ein wenig ablenken und dessen Unwohlsein lindern. Alles in allem wird sich Ihr Kind durch die Yoga-Übungen sozial aktiver verhalten und die gemeinsamen Aktivitäten mit Ihnen genießen. Außerdem wird Ihr Baby Ihre Bewegungen mit Interesse verfolgen.

IM ALTER VON SECHS BIS NEUN MONATEN

Ihr Kind beginnt, sich aufzusetzen, und wird bald mit dem Krabbeln beginnen. Gezielte Yoga-Übungen unterstützen die dazu erforderliche Koordination der Gliedmaßen. Viele Kinder versuchen mit etwa sechs Monaten, aufrecht zu stehen, und erwarten dabei Ihre Hilfe. Zudem machen ihre motorischen Fähigkeiten beim Greifen von Dingen große Fortschritte.

Die Übungen für diese Lebensphase zielen v. a. auf spielerische Interaktionen mit Ihnen ab. Ihrem Baby wird es nun zu langweilig, einfach nur auf dem Rücken zu liegen. Es will sich aufsetzen und intensiver am Familienleben teilnehmen. Stellen Sie sich also darauf ein, die Übungen dem Entwicklungsstand und den individuellen Bedürfnissen Ihres Kindes anzupassen.

WIE KANN ICH EINEM FRÜHGEBORENEN HELFEN?

Studien haben gezeigt, dass sich Frühgeborene in ihrem ersten Lebensstadium rasch entwickeln, wenn sie stete körperliche Zuwendung erfahren und die Stimmen ihrer Eltern hören. Bei täglicher Massage schreien sie weniger, schlafen leichter ein, sind munterer und weniger gestresst. Zudem nehmen sie eher an Gewicht zu und zeigen sich kontaktfreudiger und zufriedener.

Ist Ihr Kind noch im Krankenhaus, sollten Sie täglich mit Ihren warmen Händen entspannten, intensiven Körperkontakt herstellen. Ist Ihr Baby zu Hause, können Sie mit streichellastigen Massagen beginnen, sollten jedoch akzeptieren, wenn Ihr Kind „genug hat". Um sicherzustellen, dass Sie Ruhe ausstrahlen, sollten Sie zuvor ausgiebig die Basisatmung (siehe Seite 18) praktizieren. Sie können es mit wohltuenden Massagetechniken versuchen (siehe Seite 66–69), sollten bei einem Frühchen allerdings einige Modifikationen beachten. Stellen Sie sicher, dass die Raumtemperatur genügend hoch ist und Ihr Kind engen Kontakt zu Ihnen hat. Beginnen Sie mit der Massage an einem Körperteil Ihres Kindes, der durch den Krankenhausaufenthalt am wenigsten in Mitleidenschaft gezogen wurde: im Regelfall der Rücken. Führen Sie die Bewegungen nicht mit der ganzen Hand, sondern nur mit zwei oder drei Fingern aus. Nähere Hinweise erhalten Sie von Physiotherapeuten, die sich auf die Arbeit mit Babys spezialisiert haben (siehe NÜTZLICHE ADRESSEN auf Seite 93).

WIE KANN ICH MEIN BABY BEI KOLIKEN BERUHIGEN?

Ein von Koliken geplagtes Baby reagiert auf Berührungen meist abweisend, wirkt angespannt und leidet nicht selten unter einem Blähbauch. Die in diesem Buch vorgestellten Übungen stimulieren den Magen-Darm-Trakt des Kindes und verschaffen ihm bei einer Kolik Linderung. Einen ersten Schritt hierzu stellen die auf Seite 67 aufgezeigten Massagetechniken dar, denen möglichst die Übungen auf Seite 33 folgen sollten. Viele Kinder reagieren auch positiv darauf, wenn sie beruhigend im Arm gehalten oder herumgetragen werden (siehe Seite 37 und 39). Doch bei anhaltenden Beschwerden sollten Sie einen Arzt aufzusuchen.

HINWEIS Regelmäßige Massagen können bei Ihrem Baby Verdauungsprobleme vermeiden oder mindern.

Die Vorteile von Yoga für Mütter und Babys

Yoga wird Ihnen und Ihrem Baby dabei helfen, sich gegenseitig besser kennen zu lernen und ein inniges Verhältnis aufzubauen. Dadurch, dass Sie jede Geste Ihres Kindes zu deuten lernen, können Sie ihm die bestmögliche Betreuung angedeihen lassen. Auf dieser Basis spürt Ihr Baby die beruhigende Gewissheit, mit Ihnen aufs Engste emotional verbunden zu sein und verstanden zu werden. Und Sie als Mutter werden sehr viel bewusster die Einzigartigkeit Ihres Kindes wahrnehmen.

Baby-Yoga beinhaltet Massagetechniken, mit denen Sie den ersten intimen Kontakt zu Ihrem Neugeborenen besonders intensiv erleben können. Die Vorteile liegen auf der Hand: Sie beide entwickeln gegenseitiges Vertrauen, und Ihr Kind ist weniger ängstlich und reizbar. Sie kommunizieren mit Ihrem Baby während der Massage und es beobachtet Sie dabei. Zudem werden Sie durch den engen Körperkontakt eher in der Lage sein, die Mimik und Gestik Ihres Kindes (wie z. B. Gähnen, Abwenden des Kopfes etc.) und damit dessen Bedürfnisse treffsicher zu deuten – ob es beispielsweise müde ist oder ob es Hunger hat.

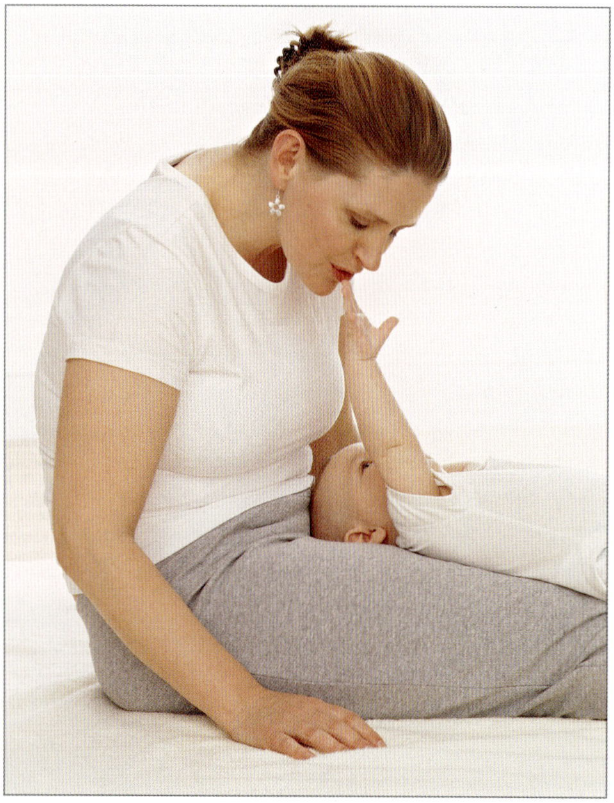

Wie Studien zeigen, ist enger Körperkontakt zum Baby gesundheitsfördernd, da seine Lunge und Verdauung sowie der Kreislauf und die Hormondrüsen funktionsfähiger werden. Darüber hinaus kann taktile Stimulation sogar zu einer besseren Entwicklung des kleinkindlichen Gehirns und Nervensystems beitragen.

WIE DEUTE ICH DAS SCHREIEN MEINES BABYS?

Anstatt Ihr Baby sofort zu füttern, wenn es weint, sollten Sie es zunächst mit entspannendem Hin- und Herwiegen versuchen (siehe Seite 39 und 54), um die Ursache für das Schreien in Ruhe zu erörtern. Häufig sind Säuglinge nicht hungrig, sondern müde, oder ihnen ist langweilig. Durch Baby-Yoga lernen Sie, das Verhalten Ihres Kindes zu interpretieren. Außerdem kann eine regelmäßige Massage Koliken des Babys vorbeugen und der Mutter in Stresszeiten Ruhe und Kraft geben.

HINWEIS Wenn Ihr Baby anhaltend laut schreit und sich nicht beruhigen lässt, könnte es krank sein. Machen Sie kein Yoga mit ihm, wenn es matt, blass oder fiebrig ist, und suchen Sie unverzüglich einen Arzt auf.

SPIELERISCHE ÜBUNGEN

Wie oft gehen Sie zu Ihrem Baby, nur um ihm mit einem Kitzeln ein Lächeln zu entlocken? Yoga zeigt Ihnen Wege auf, wie Sie mit Ihrem Kind spielerische Dehnungs- oder Entspannungsübungen machen kön-

LINKS Körperkontakt ist für das physische und emotionale Wohlbefinden des Babys überaus wichtig und intensiviert die Beziehung zwischen Mutter und Kind.

nen, die ihm u. a. zu einem festeren Schlaf verhelfen. Sie werden lernen, mit Ihrem Baby kommunikationsfördernde Spiele und Bewegungsübungen zu praktizieren. Dabei wird Ihr Kind positive Erfahrungen sammeln, die es auf physischen Stress entspannter reagieren lassen. Und es wird das Zusammenwirken von engem körperlichen Kontakt, rhythmischer Bewegung und Entspannung genießen. Gleichzeitig werden Sie ein besseres Verständnis für das kommunikative Verhalten Ihres Kindes und damit auch mehr Selbstsicherheit im Umgang mit ihm entwickeln. So kann Baby-Yoga Mutter und Kind gleichermaßen glücklicher machen.

ENTSPANNTE BABYS BEDEUTEN ENTSPANNTE MÜTTER BEDEUTEN ENTSPANNTE BABYS

Was könnte besser für Mutter und Kind sein, als gemeinsam zu entspannen? Die Übungen in diesem Buch zeigen Ihnen, wie Ihr Kind durch engen Körperkontakt Vertrauen aufbauen kann und Sie sich gleichzeitig physisch und mental erholen können. Yoga hilft Ihnen dabei, die Aufmerksamkeit ein wenig wegzulenken von Ihrem Kind – ja, auch das ist wichtig! –, hin zu geistiger Ruhe – in der Gewissheit, dass es gut aufgehoben ist. Ihr Kind wird Ihnen Ihre daraus gewonnene Ausgeglichenheit danken und Sie werden zu der Erkenntnis gelangen, dass Sie sich entspannen, wenn Ihr Baby entspannt ist. Und wenn Sie beide ruhig und gelöst sind, wird es Ihnen leichter fallen, sich um die Bedürfnisse Ihres Babys und gleichzeitig um Ihre eigenen Belange zu kümmern.

HILFE BEI SCHLAFPROBLEMEN

Jede Mutter kennt das Problem, dass ihr Kind einfach nicht schlafen will! Baby-Yoga kann ein wirksames Mittel sein, um sehr lebhafte Kinder durch regelmäßige Massagen zu beruhigen, sodass sie leichter einschlafen. Das Wissen um diese Möglichkeiten lässt Sie gelassener reagieren, was Ihrem Kind wiederum ein Gefühl von Sicherheit vermittelt. Für Sie beide bedeutet dies, dass das Nahen der Schlafenszeit an Bedrohlichkeit verliert. Ein tieferer Schlaf Ihres Babys verlängert auch Ihre Erholungsphasen, wodurch Sie den Belastungen des neuen Tages frischer und ausgeruhter entgegentreten können.

SELBSTWAHRNEHMUNG

Yoga konzentriert sich auf eine Verbesserung der Selbstwahrnehmung und damit auch auf das Empathievermögen. Denn indem wir unsere eigenen Gefühle verstehen lernen, lernen wir zugleich, die Gefühle anderer zu erkennen und zu deuten. Selbstreflexion kann uns v. a. in emotional turbulenten Lebensphasen dabei helfen, unsere Ausgeglichenheit zu bewahren, was nicht zuletzt bei der Kindererziehung eine große Hilfe sein kann. Die entspannende Wirkung von Yoga fördert den Prozess, sich seiner selbst bewusst zu werden, und kann so verhindern, eigene Stimmungen auf andere zu projizieren. Spezielle Atemtechniken wie z. B. eine entspannte Bauchatmung (siehe Seite 17) lehren Sie, besonders in Stresssituationen Ihr emotionales Gleichgewicht wiederzuerlangen. Und das kann besonders für junge Mütter von großer Bedeutung sein!

DER KREIS DER FREUDE

Das wohl Beste am Baby-Yoga ist der gemeinsame Spaß für Mutter und Kind. Indem die Heiterkeit und Freude auf den jeweils anderen übertragen wird, entsteht ganz von allein so etwas wie ein „Kreis der Freude".

> „Wenn wir lachen, kommt es zu wichtigen Veränderungen im Körper. Der Pulsschlag beschleunigt sich, das Immunsystem wird aktiviert, die Ausschüttung von Hormonen wird stimuliert, die Sauerstoffversorgung des Gehirns nimmt zu, und wir können besser denken und die Dinge klarer sehen. Die Muskeln entspannen sich und die Verdauungs funktioniert besser …
> Daraus ergeben sich weitere positive Effekte. Stress wird abgebaut. Die Atmosphäre entspannt sich. Wir fühlen uns frei, können uns kreativer entfalten, Empathie empfinden und sind weniger feindselig. Außerdem können wir leichter Entscheidungen treffen und Konflikte lösen." *EQ für Eltern. Kinder erziehen und fördern mit emotionaler Intelligenz von Brian Friedlander, Maurice Elias & Steven Tobias*

Wie sollten Sie dieses Buch benutzen?

Dieses Buch wird Sie mit Massagetechniken und Yoga-Übungen vertraut machen, die für Babys im Alter von sechs Wochen bis neun Monaten geeignet sind. Doch zuvor beschäftigen Sie sich bitte mit den folgenden Abschnitten (WAS SOLLTEN SIE BEACHTEN? und WIE SCHAFFE ICH EINE WOHLIGE ATMOSPHÄRE?; siehe Seite 15 und 16). Hier erhalten Sie praktische Hinweise zur Durchführung der Übungen. Es kann auch sinnvoll sein, die beiden Abschnitte später noch einmal zu lesen, um sie sich wieder ins Gedächnis zu rufen.

- Zum Auftakt jedes Kapitels erinnert Sie der Abschnitt VOR BEGINN DER ÜBUNGEN daran, wie Sie die Übungseinheiten vorbereiten sollten.

- Vergewissern Sie sich, dass die Übungen dem Alter Ihres Kindes angemessen sind. Zudem sollten Sie sich – je nach Temperament und Entwicklungsstand Ihres Babys – bei den Übungen flexibel zeigen. Manche Kinder möchten lebhaft stimuliert werden, andere ziehen ein ruhiges Beisammensein vor. Nutzen Sie die Yoga-Sitzungen dazu, Ihr Kind zu beobachten und zu lernen, was für Sie beide am besten ist. Womöglich stellt sich heraus, dass Ihr Baby nicht alle **Übungen mag. Dagegen ist nichts einzuwenden, im Gegenteil: Den Bedürfnissen Ihres Kindes entgegenzukommen, wird sich für Sie beide auszahlen.**

- Dasselbe gilt für das Kapitel ZEIT NUR FÜR SIE (ab Seite 70). Halten Sie sich an die Vorgaben und versuchen Sie nicht, Ihren Körper zu etwas zu zwingen. Auch eine kurze Entspannungsübung kann viel bewirken. Freuen Sie sich auch über kleine Fortschritte. Sie bringen Sie Ihrem Ziel immer näher.

- Nehmen Sie sich Zeit, jeden Tag Yoga zu machen – auch ohne Kind. Aber haben Sie Geduld mit sich, Sie werden nicht immer Lust darauf haben und zuweilen frustriert sein. Machen Sie sich immer wieder klar, dass es nicht einfach ist, Mutter eines Säuglings zu sein, und dass solche Gefühle ganz normal **sind. Gönnen Sie sich öfter einmal eine Pause und nehmen Sie Hilfe in Anspruch, wenn nötig. Betrachten Sie Yoga als einen Freund, der Sie unterstützt!**

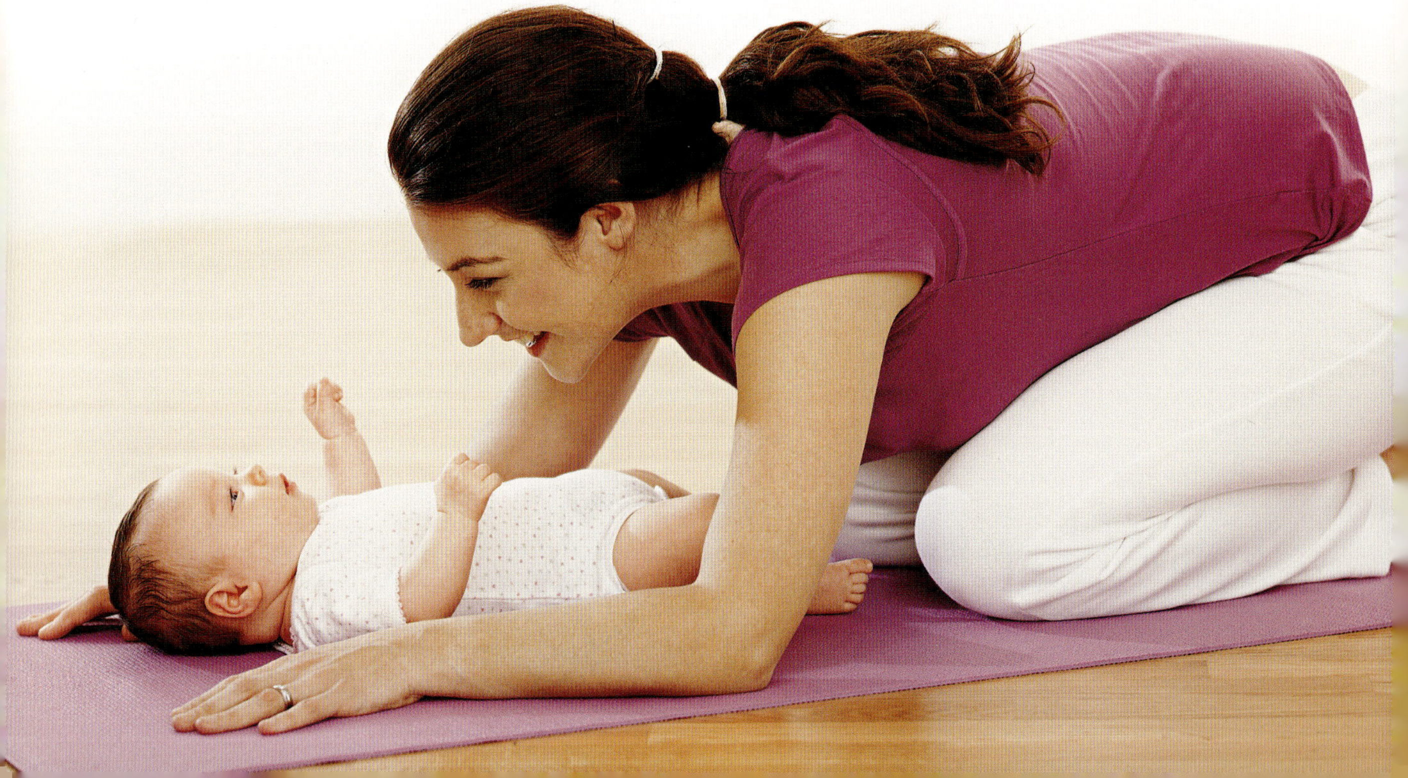

Was sollten Sie beachten?

Baby-Yoga ist ideal, um Ihr Wohlbefinden und das Ihres Babys zu fördern und Spaß und Entspannung zu erleben. Wenn Sie die einfachen Grundsätze befolgen, werden Sie von den Übungen optimal profitieren.

DIES GILT ES ZU BEACHTEN:

- Es sollte stets auf die gleiche Weise geübt werden, da bekannte, sich wiederholende Rituale dem Baby ein Gefühl der Geborgenheit vermitteln.
- Eine entspannte und positive Stimmung überträgt sich direkt auf das Baby. Einige Aufwärm- oder Atemübungen vor Beginn des weiteren Programms sind hierfür sehr hilfreich.
- Der Übungsraum sollte wohltemperiert und ungestört sein. Zugluft und allzu grelles Licht, das das Baby blenden könnte, sollten vermieden werden.
- Richten Sie sich nach den im Buch angegebenen Altersangaben, und achten Sie aufmerksam auf die Reaktionen Ihres Babys. Je nach Tagesform wird es mal intensiveres, mal ruhigeres Üben bevorzugen.
- Achten Sie auf Ihre Haltung und Atmung. Je ruhiger Sie sind, desto entspannter ist auch Ihr Baby.
- Verwenden Sie natürliche Öle, wie Sonnenblumen-, Mandel-, Sesam-, Traubenkern- oder Olivenöl. Geben Sie einen Tropfen davon auf eine kleine Hautfläche des Babys und warten Sie 24 Stunden. Bei Anzeichen von Unverträglichkeit fragen Sie einen Arzt nach einem alternativen Massageöl.
- Versuchen Sie niemals, etwas zu erzwingen, und seien Sie geduldig mit sich. Die Erfolge stellen sich oft langsam ein, aber Sie werden dem erwünschten Ziel Schritt für Schritt näher kommen.
- Lassen Sie den Vater des Babys und Ihre anderen Kinder an den Yoga-Stunden teilhaben. Manches ältere Geschwisterchen hat Spaß daran, seine Puppe zu massieren, und auch Väter genießen das spielerische Üben. Baby-Yoga ist etwas für die ganze Familie!

IN DIESEN FÄLLEN SOLLTE AUF YOGA VERZICHTET WERDEN:

- Beginnen Sie mit den Yoga-Übungen erst, wenn Sie und Ihr Baby sechs Wochen nach der Geburt Ihren Gesundheits-Check absolviert haben.
- Unterbrechen Sie die Übungen, wenn Sie merken, dass Ihr Baby sich unwohl fühlt, und warten Sie ab, bis es ihm wieder gut geht.
- Machen Sie niemals Yoga-Übungen, wenn Sie verärgert oder aufgebracht sind. Verlassen Sie in diesem Fall den Raum, um für einen Augenblick tief durchzuatmen.
- Benutzen Sie nie Massageöl, während oder bevor Sie mit Ihrem Baby Bewegungsübungen durchführen. So verhindern Sie, dass Ihnen Ihr Kind aus den Händen rutscht und Sie es fallen lassen. Massagen mit Öl sollten stets getrennt von den Yoga-Übungen durchgeführt werden.
- Üben Sie niemals, wenn Sie hektisch oder in Eile sind, sondern nehmen Sie sich ausreichend Zeit, und wählen Sie einen geeigneten Moment. Ein hungriges oder müdes Baby wird beispielweise sicher nicht zu Yoga-Übungen aufgelegt sein.
- Zwingen Sie Ihrem Baby niemals eine Yoga-Übung auf – vielleicht hat es ja etwas später ganz von allein Lust dazu!
- Nach einer Impfung des Babys sollten Sie mit Massagen oder Yoga-Übungen 48 Stunden warten.
- Wenn Ihr Kind krank ist oder sich unwohl fühlt, sollten Sie auf Yoga verzichten. Bei Fieber, akuter Atemnot oder Anzeichen von Mattigkeit sollte unbedingt ein Arzt aufgesucht werden.

Wie schaffe ich eine wohlige Atmosphäre?

Eine speziell für die Yoga-Übungen gestaltete Zimmerecke mit einem eigens dafür genutzten weichen Teppich, einer Decke oder Matte schaffen ein besonderes Ambiente und signalisieren dem Baby den Beginn der Übungsstunde. Vermeiden Sie Zugluft und grelles Licht, und suchen Sie sich dafür einen ruhigen Ort, an dem Sie nicht gestört werden.

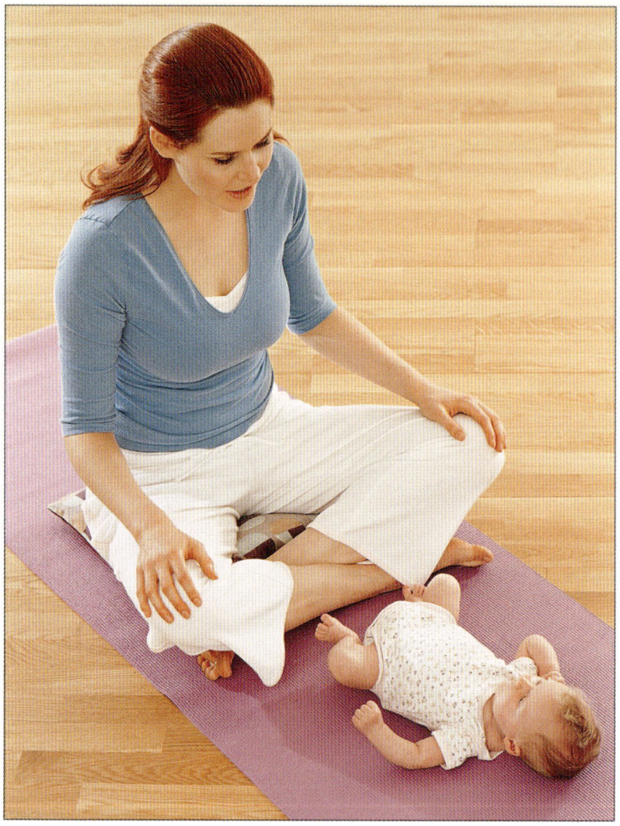

WELCHE IST DIE BESTE SITZHALTUNG? ▶
Sie können knien oder im Schneidersitz vor dem Baby sitzen, das in Rückenlage vor Ihnen liegt. Wichtig ist, dass die Position für Sie bequem ist. Dabei hilft ein Kissen als Sitzunterlage oder – wenn Sie an die Wand gelehnt sitzen – als Stütze.

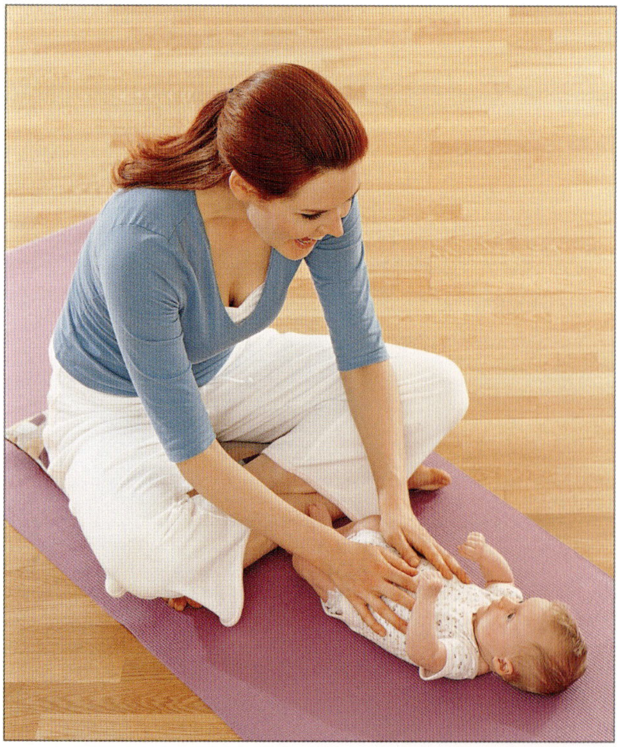

IST MEIN BABY BEREIT? ▶
Beginnen Sie die Übungsstunde erst, wenn Ihr Baby bereit ist. Sie können durch Beobachten erkennen, in welcher Stimmung es sich befindet und welche Art von Übungen (ggf. auch gar keine!) gerade sinnvoll sind. Es handelt sich um gemeinsame Übungen, bei denen niemand zu etwas gezwungen werden soll.

Fragen Sie z. B. zunächst sanft: *„Darf ich dich massieren?“* Wenn Sie eine ablehnende Reaktion verspüren, sollten Sie die Übungsstunde besser auf später verschieben.

1 Wenn sich Ihr Baby einverstanden zeigt, legen Sie die Hände sanft auf dessen Bauch, und massieren Sie diesen ganz leicht im Uhrzeigersinn.

2 Es beruhigt und entspannt Ihr Baby, wenn Sie seine Füße sanft mit Ihren Händen umschließen.

3 Streicheln Sie Ihr Baby mit beiden Händen und langen Bewegungen von ganz oben bis zu den Füßen.

WIE KANN ICH MICH ENTSPANNEN? ▸

Sammeln Sie sich zu Beginn der Übungsstunde und kommen Sie zur Ruhe, indem Sie das folgende kleine Ritual verinnerlichen.

1 Nehmen Sie eine aufrechte und bequeme Sitzposition ein und konzentrieren Sie sich auf Ihre Atmung.

2 Legen Sie die Hände auf Ihren Brustkorb und spüren Sie den Rhythmus Ihres Atems. Atmen Sie ganz ruhig und konzentriert, und achten Sie darauf, vor jedem neuen Atemzug ganz auszuatmen.

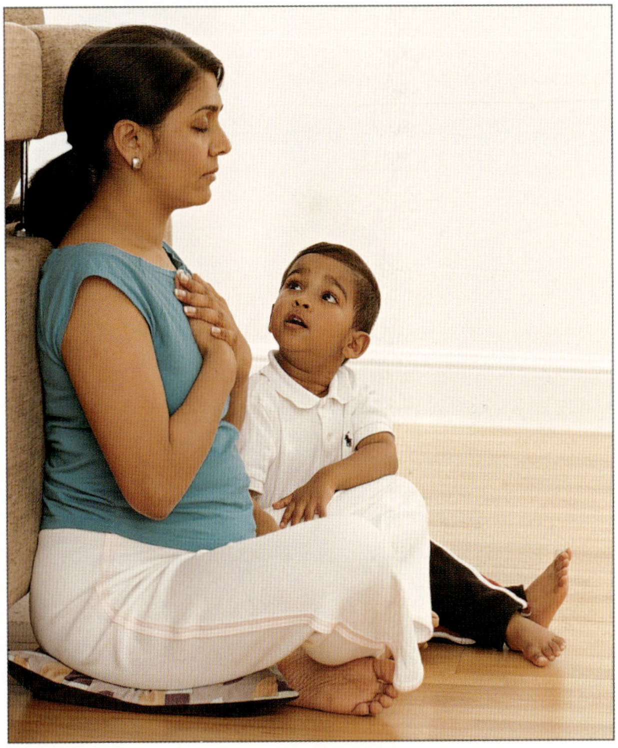

DIE SCHNELLE ENTSPANNUNG

Die Technik der „schnellen Entspannung" hilft, bei Erschöpfung Ihre Batterien neu aufzuladen. Sie können diese Übung mit oder ohne Baby durchführen.

1 Legen Sie sich auf den Rücken, die Füße nach außen gerichtet und die Hände mit dem Handrücken flach auf dem Boden. Die Finger zeigen locker zur Handfläche. Achten Sie darauf, dass Ihre Hals- und Nackenpartie entspannt und Ihr Kopf gerade ausgerichtet sind. Schließen Sie die Augen und erforschen Sie Ihr Empfinden.

2 Richten Sie Ihre Aufmerksamkeit nach und nach auf Ihre einzelnen Körperteile. Beginnen Sie bei den Füßen und wandern Sie dann langsam aufwärts: entlang den Waden, den Schenkeln, der Hüfte und dem Gesäß, dann zu den Händen, den Unter- und Oberarmen, dem unteren Rücken, dem Brustkorb, den Schultern und dem Hals bis zum Kopf. Konzentrieren Sie sich bei jedem Ausatmen darauf „loszulassen", und spüren Sie, wie Ihr Körper schwer wird und sich so anfühlt, als würde er in den Boden sinken.

3 Nun konzentrieren Sie sich auf das Ausatmen: Es sollte etwas langsamer als das Einatmen erfolgen. Es hilft, in Gedanken von zehn rückwärts zu zählen. Atmen Sie ruhig und gleichmäßig. Wenn Sie bei Null angekommen sind, drehen Sie Ihren Kopf langsam hin und her. Strecken Sie dann beim Einatmen die Arme über Ihren Kopf in Richtung Decke aus. Senken Sie beim Ausatmen die Arme wieder, und lassen Sie sie locker liegen. Wiederholen Sie diese Abfolge einige Male.

Sobald Sie bereit sind, kommen Sie langsam über eine Körperseite in die Sitzposition.

DIE BASISATMUNG BEIM YOGA ▶

Eine ruhige und entspannte Atmung ist ein wichtiger Teil der Yoga-Übungen. Sie hat eine harmonisierende und wohltuende Wirkung auf Körper und Psyche.

1 Nehmen Sie eine bequeme Sitzhaltung ein und legen Sie Ihre Hände auf den Brustkorb. Konzentrieren Sie sich auf Ihren Atem und spüren Sie, wie sich Ihr Brustkorb beim Einatmen weitet und Ihre Hände sich in Richtung Kopf bewegen. Nehmen Sie wahr, wie Ihre Brust und Ihre Hände beim Ausatmen wieder sinken.

2 Legen Sie Ihre Hände auf die Rippen und spüren Sie, wie sich die Hände auch hier beim Ein- und Ausatmen bewegen. Atmen Sie dreimal ein und aus.

3 Legen Sie nun die Hände auf den Bauch und nehmen Sie ganz bewusst wahr, wie sich Bauch und Hände beim Ein- und Ausatmen heben und senken.

4 Kombinieren Sie die oben erklärten Schritte, bis Sie den Prozess des Ein- und Ausatmens als eine fließende Einheit empfinden. Dies ist die Yoga-Atmung.

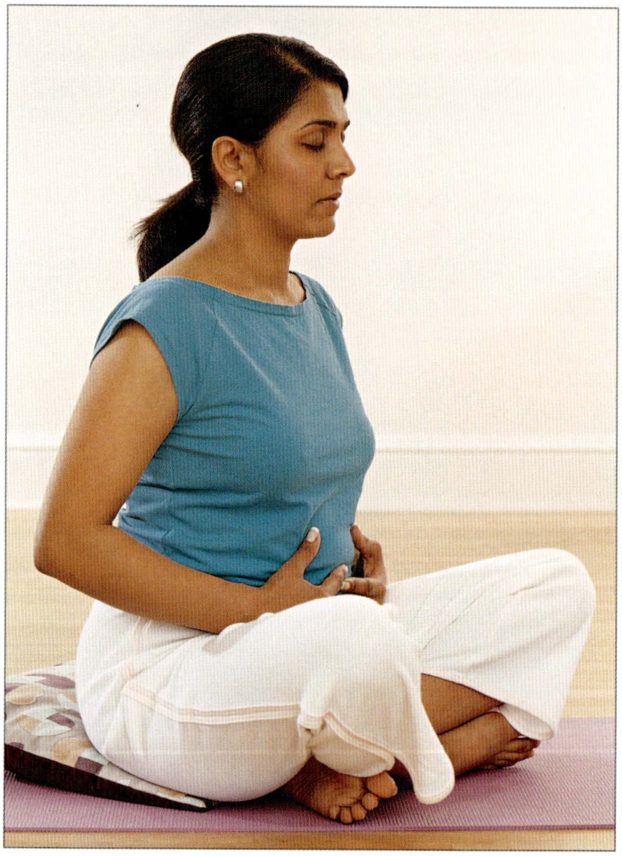

SO HALTEN SIE IHR BABY LOCKER UND ENTSPANNT

Es ist von zentraler Bedeutung, Ihr Baby bei den Übungen stets so zu halten, dass es sich möglichst sicher und wohl fühlt. Es gibt eine Vielzahl von Möglichkeiten, dies zu tun – je nach Alter und Stimmung des Kindes.

Basisposition in Bauchlage, geeignet von Geburt an bis zum Alter von sechs Monaten

1 Achten Sie darauf, dass Ihre Schulterpartie entspannt ist. Schieben Sie Ihre stärkere Hand unter das Gesäß und zwischen die Beine des Babys, um seinen Rumpf zu stützen. Dessen Gesicht schaut dabei von Ihnen weg. Mit dem anderen Arm unterstützen Sie den Brustkorb des Babys.

2 Halten Sie das Baby mit dem Gesicht nach unten, sodass Kopf und Wirbelsäule entlang Ihrem Körper eine gerade Linie bilden. Ihr innerer Ellbogen unterstützt seinen Kopf zusätzlich.

Beruhigendes und entspanntes Halten ▶

Wenn Ihr Baby Unwohlsein signalisiert, halten Sie es in der beschriebenen Basisposition, diesmal jedoch mit dem Gesicht nach außen gewandt.

1 Drehen Sie Ihr Baby auf die Seite, sodass seine Wirbelsäule an Ihren Rippen liegt, ohne die Hand zwischen den Beinen wegzunehmen. Wenn Sie Rechtshänderin sind, sollte der Kopf des Babys an Ihrer linken Seite ruhen, bei Linkshändern umgekehrt.

2 Schieben Sie Ihre Hand zwischen den Beinen des Babys nach oben bis zum Bauch, den Sie so sanft massieren können, während Sie das Baby herumtragen.

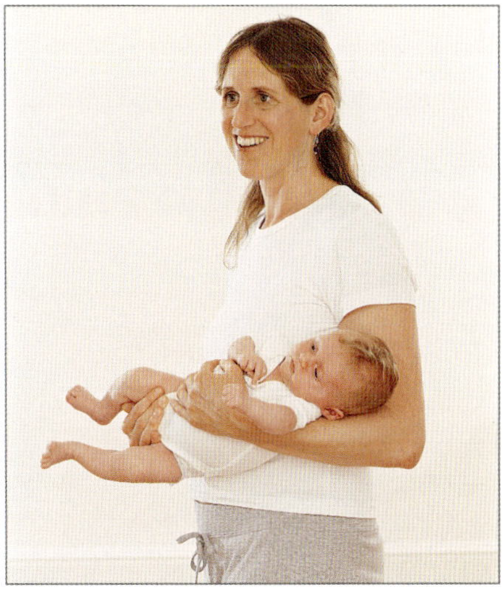

Aufrechtes Halten ▶

Einige Babys fühlen sich in aufrechter Haltung wohler.

1 Beginnen Sie wie in Schritt 1 der Basisposition (siehe gegenüberliegende Seite) beschrieben.

2 Drehen Sie das Baby und bringen Sie es so nah zu sich, bis sein Kopf an oder unter Ihrer Schulter liegt.

3 Während Ihre stärkere Hand unter dem Gesäß liegt, stützt die schwächere den Rücken des Babys.

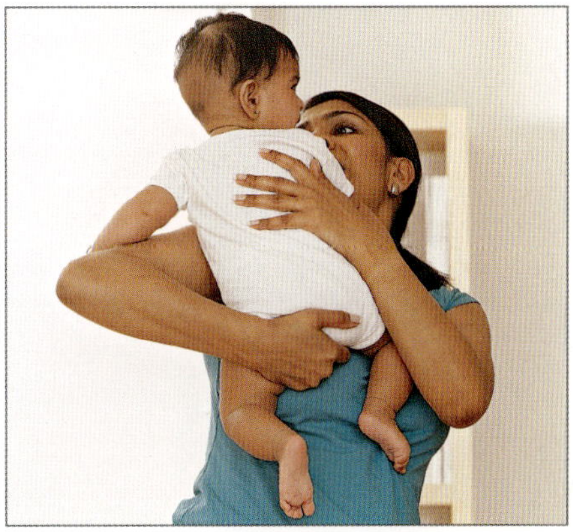

Entspanntes Halten auf der Hüfte, für Babys ab dem sechsten Monat ▶

Auch hierbei handelt es sich um eine Variation der Basisposition.

1 Setzen Sie Ihr Baby – das Gesicht von Ihnen abgewandt – auf Ihre Hüfte, und halten Sie es fest, indem Sie Ihren Arm quer über seine Brust legen. Sie sollten dabei frei umhergehen können. Entspannen Sie Ihre Schulterpartie und lassen Sie das Gewicht des Babys hauptsächlich auf Ihrer Hüfte lasten.

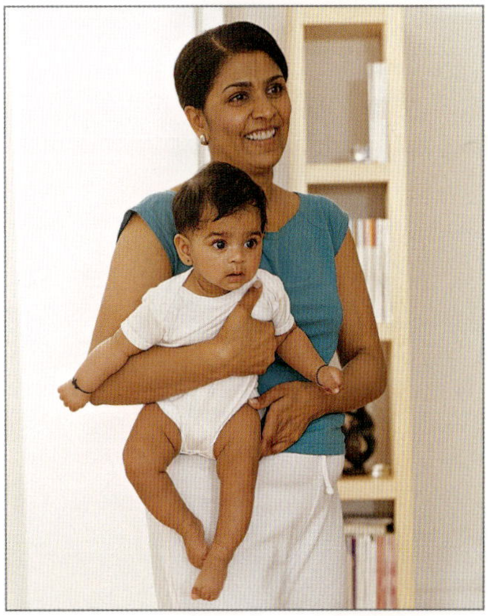

Ich bin froh, dass ich lebe,
Dass der Himmel blau ist.
Ich bin froh über grüne Feldwege
Und schillernde Tautropfen.

Lizette Woodworth Reese

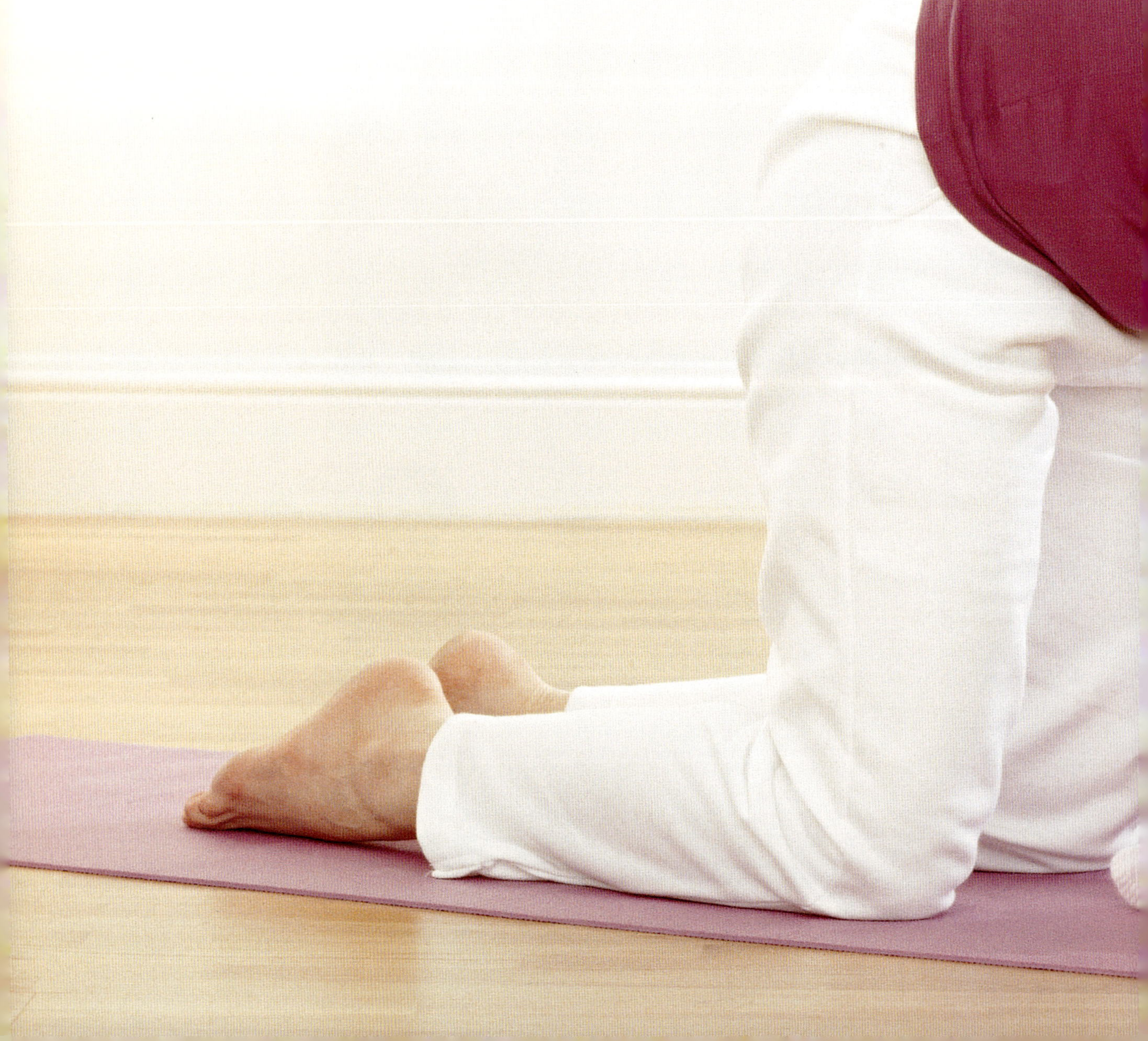

Aufwärmübungen

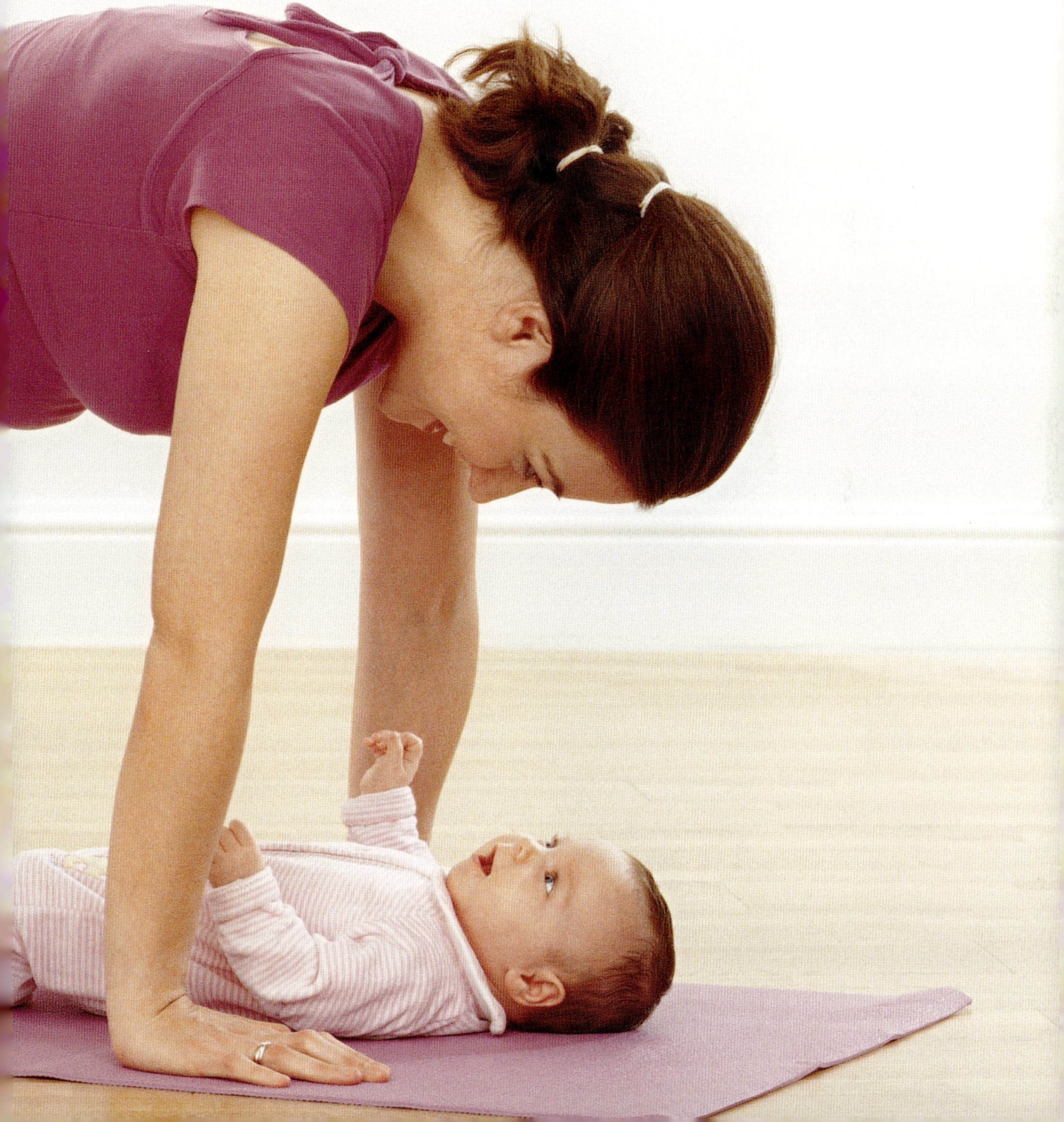

Aufwärmübungen für Sie als Mutter

Nehmen Sie sich Zeit zu entspannen. Finden Sie Ihre „Mitte“, indem Sie Rücken und Schultern lockern und ruhig und fließend atmen. Nun sind Sie bereit, Ihre positiven Energien auf Ihr Baby zu übertragen.

Die „innere Mitte“ finden ▸

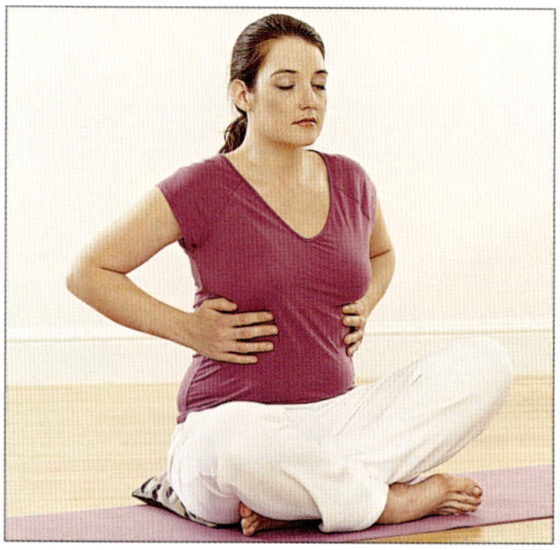

Indem Sie sich darauf konzentrieren, Ihre innere Mitte zu finden, bringen Sie Ihre Gedanken in Einklang und entspannen sich vor Beginn der Yoga-Übungen.

1 Nehmen Sie eine bequeme, aufrechte Sitzhaltung ein und konzentrieren Sie sich auf Ihre Atmung.

2 Legen Sie die Hände auf Ihre Rippen und spüren Sie die Auf-und-Abbewegung Ihrer Atmung. Atmen Sie ruhig und bewusst aus, bevor Sie wieder einatmen.

Die Gebetshaltung ▾

Diese Dehnungsübung entspannt Ihren oberen Rücken. Zudem hilft sie, Ihre Atemfrequenz zu senken, da Sie die Atmung mit den Armbewegungen synchronisieren.

1 Setzen Sie sich bequem hin, z. B. in den Schneidersitz. Sitzen Sie dabei möglichst aufrecht und führen Sie die Hände wie beim Gebet zusammen.

2 Führen Sie beim nächsten Einatmen die Arme über den Kopf.

3 Beim Ausatmen lassen Sie die Arme sinken. Versuchen Sie, mit einem langen Seufzen auszuatmen.

Wiederholen Sie diese Dehnungsübung 4- bis 6-mal.

1

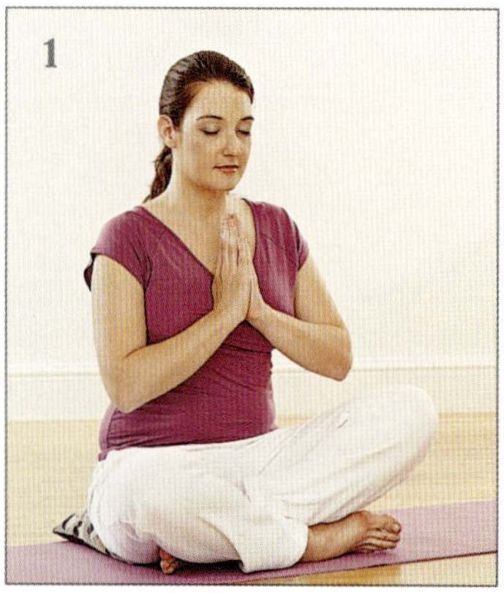

2

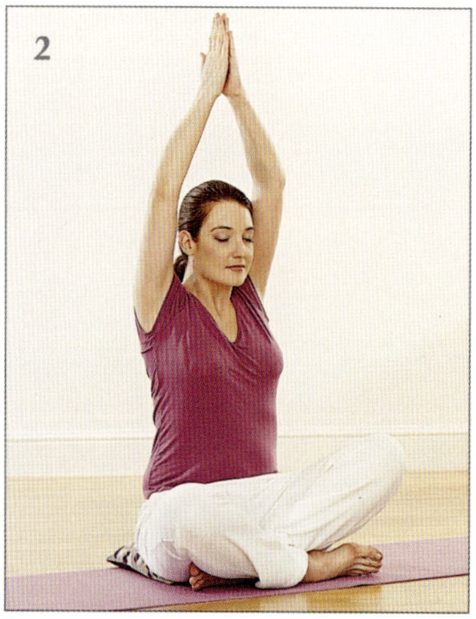

3

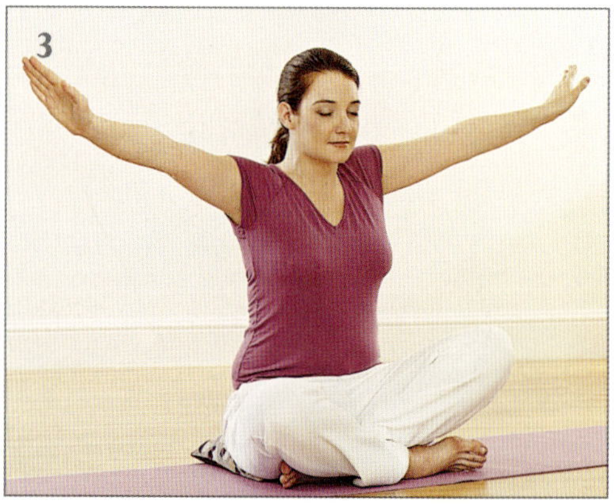

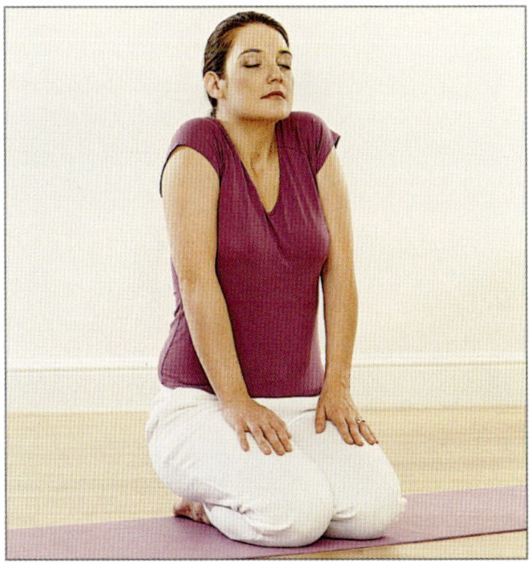

◂ Heben der Schultern

Diese Übung führt zu einer Lockerung Ihrer Schulterpartie.

1 Heben Sie – in aufrechter Sitzhaltung, die Hände auf den Knien – Ihre Schultern in Richtung Ohren an, während Sie langsam einatmen.

2 Senken Sie die Schultern wieder ab, während Sie ausatmen.

Wiederholen Sie die Übung 4- bis 6-mal.

Die Armrotation ▾

1 Legen Sie mit nach vorn gestreckten Ellbogen die Fingerspitzen auf Ihre Schultern. Versuchen Sie, die Ellbogen so nah wie möglich zusammenzubringen.

2 Atmen Sie ein und führen Sie die Ellbogen hinter die Ohren. Beim Ausatmen lassen Sie sie seitlich kreisen. Dann senken Sie Schultern und Ellbogen wieder.

Wiederholen Sie die Übung 4- bis 6-mal.

HINWEIS Diese Übung wirkt herrlich erfrischend, da sie im ganzen Oberkörper Verspannungen löst. Achten Sie darauf, wie Sie sich nach einigen Trainingseinheiten fühlen. Und denken Sie stets an Ihre Atmung!

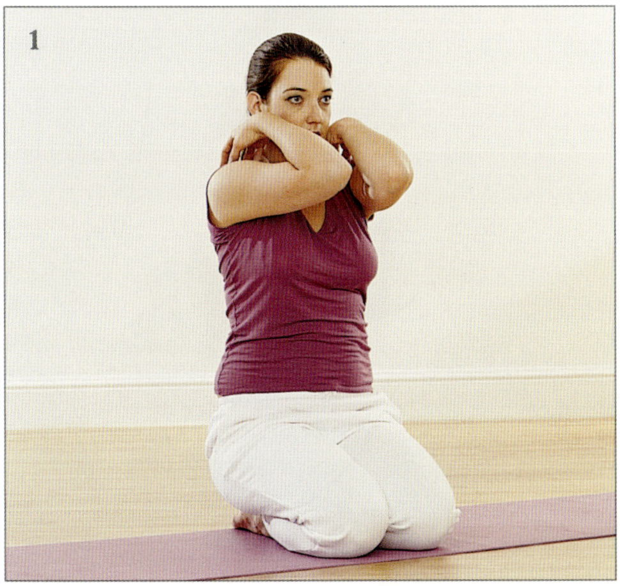

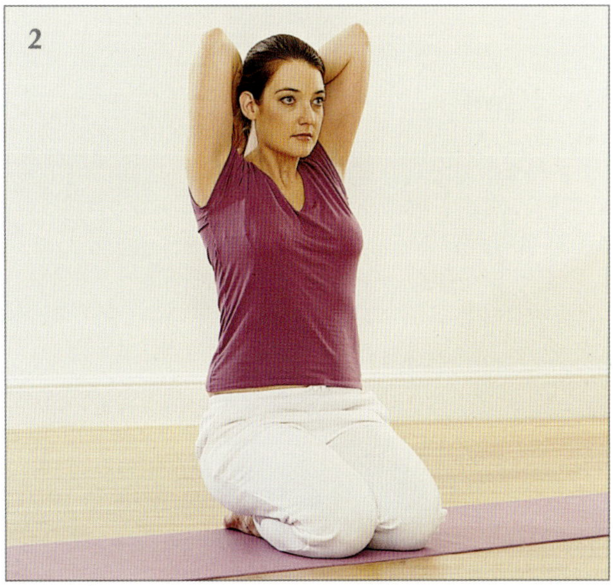

Die Katze ▸

Mit dieser Übung, bei der Sie auch Ihr Baby zwischen Ihre Hände und Knie auf die Matte legen können, entspannen Sie wunderbar Ihren Rücken. Gestalten Sie das Ganze für Ihr Kind noch lustiger, indem Sie bei Schritt 1 Katzenlaute von sich geben.

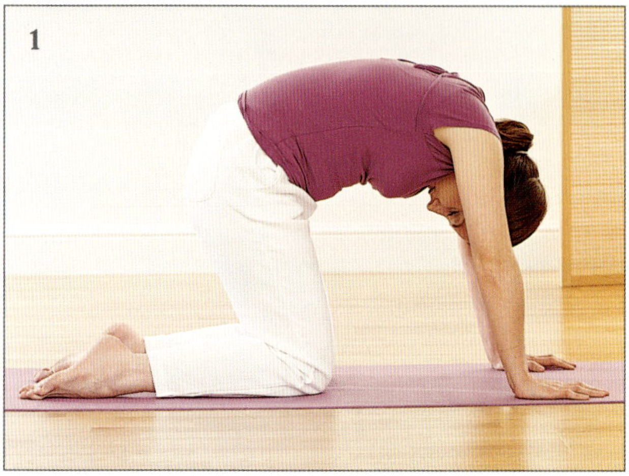

1 Nehmen Sie auf der Matte den Vierfüßlerstand ein. Machen Sie beim Ausatmen vorsichtig einen Katzenbuckel und ziehen Sie dabei das Kinn an die Brust.

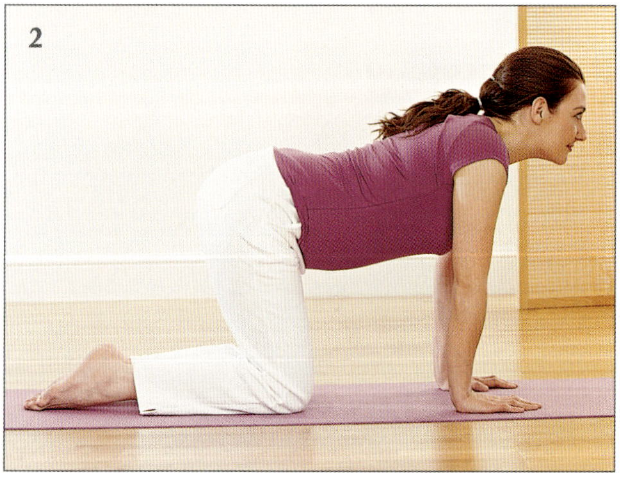

2 Strecken Sie beim Ausatmen Ihr Gesäß nach oben und blicken Sie geradeaus, sodass Ihr Rücken eine gerade Linie bildet. Wiederholen Sie die Übung 4- bis 6-mal.

Das Kind ▸

Hierbei handelt es sich um eine Ruheposition, in der Sie sich ein paar Atemzüge lang entspannen sollten, bevor Sie in die Übung der „sich streckenden Katze“ (siehe gegenüberliegende Seite) übergehen.

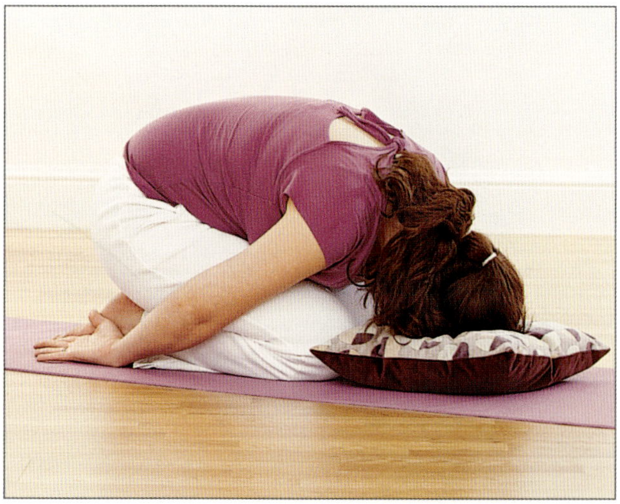

1 Setzen Sie sich auf Ihre Fersen und legen Sie die Stirn auf den Boden. (Benutzen Sie ggf. ein Kissen.)

2 Legen Sie die Arme mit den Handflächen nach oben an den Seiten ab. In dieser Position sollten Sie sich völlig entspannt fühlen. Atmen Sie einige Male tief ein und aus.

Die sich streckende Katze ▸

Wenn Ihnen die Katzenstellung gefallen hat, können Sie sie in dieser bewegungsintensiveren Variante wiederholen. Alle Streckbewegungen sollten fließend ineinander übergehen.

1 Beginnen Sie wie bei der Katzenstellung mit dem Vierfüßlerstand. Krümmen Sie beim Ausatmen Ihren Rücken zu einem Buckel und ziehen Sie das Kinn an die Brust.

2 Legen Sie beim Einatmen Ihr Gesäß auf die Fersen. Bewegen Sie dann Ihren Oberkörper mit den Ellbogen auf dem Boden nach vorn, sodass Sie mit der Nase über Bauch und Brust Ihres Babys fahren.

3 Wenn sich Ihre Schultern auf Höhe der Handgelenke befinden, strecken Sie die Arme wieder durch, machen einen Katzenbuckel, ziehen das Kinn an die Brust und kehren in die Ausgangsstellung zurück. Dieser Übungsschritt sollte während des Ausatmens erfolgen.

4 Nehmen Sie abschließend die „Kind"-Stellung ein (siehe gegenüberliegende Seite) und atmen Sie dreimal tief ein und aus.

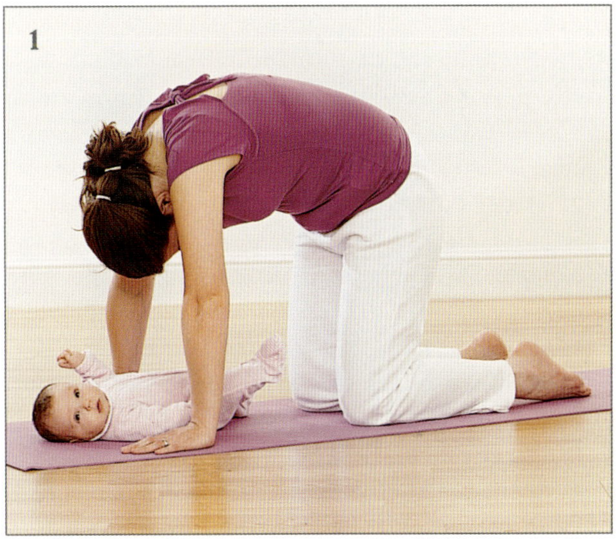

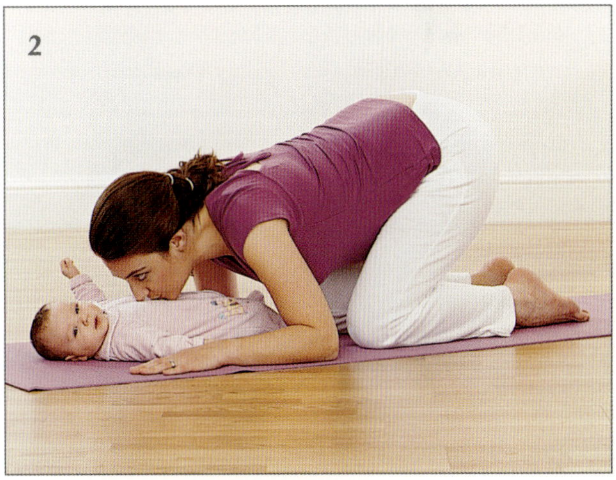

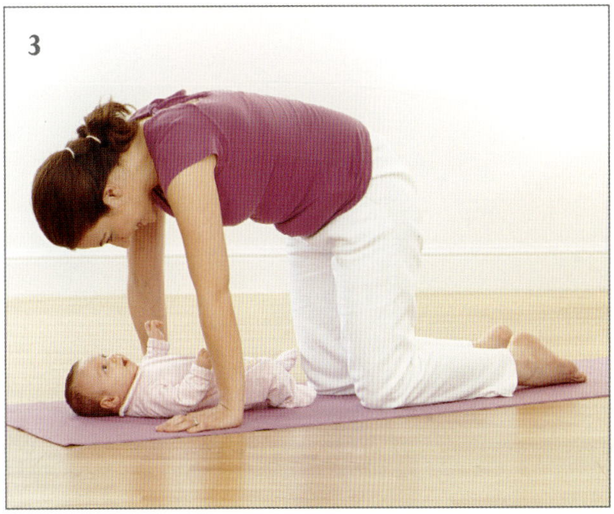

HINWEIS Versuchen Sie, bei den Yoga-Übungen durch die Nase zu atmen. Sollten Sie jedoch angespannt sein, könnte es Ihnen gut tun, mit einem lauten „Haaaa"-Ton durch den Mund auszuatmen.

Aufwärmübungen für Ihr Baby

Aufwärmübungen sind für Ihr Baby unerlässlich, nicht nur, um es auf die Yoga-Einheit einzustimmen, sondern auch, um seine Laune und Reaktion auszuloten und die Übungen darauf abzustimmen.

Nehmen Sie Kontakt zum Baby auf

1 Nehmen Sie eine bequeme Sitzposition ein. Ihr Baby liegt vor Ihnen, sein Gesicht Ihnen zugewandt. Sie können Ihm zuvor etwas Bequemes anziehen, die Füße sollten jedoch auf jeden Fall unbekleidet sein.

2 Bedanken Sie sich sanft bei Ihrem Kind für dessen Geduld und bitten Sie um Erlaubnis, mit den Übungen beginnen zu dürfen: *„Darf ich dich massieren?“*

3 Wenn Ihr Baby zufrieden wirkt, streicheln Sie es sanft vom Kopf bis zu den Füßen. Wiederholen Sie dies 2- bis 3-mal – entspannen Sie sich und genießen Sie in Ruhe das damit verbundene Vergnügen.

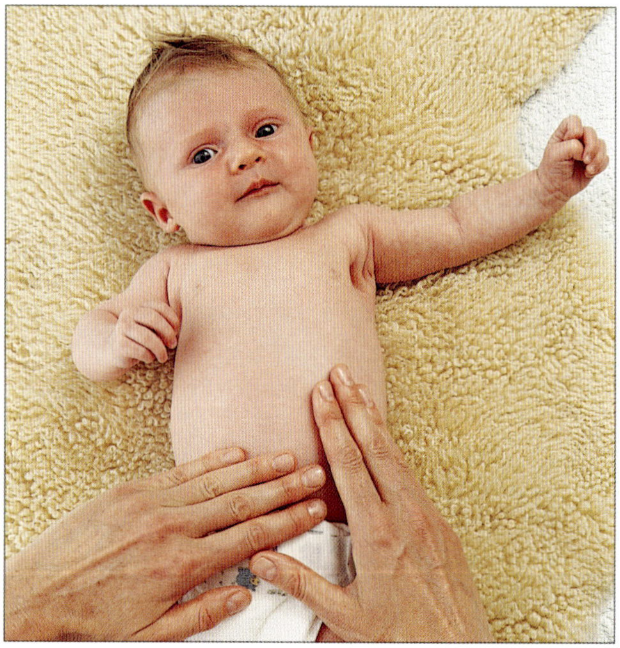

OBEN Massagen fördern durch den engen Körperkontakt das gegenseitige Vertrauen und die Bindung zwischen Mutter und Kind.

HINWEIS In der Aufwärmphase sollten Sie kein Massageöl verwenden, um sicherzustellen, dass Ihnen Ihr Kind bei den späteren Übungen nicht aus den Händen rutscht. Wollen Sie es nur massieren, können Sie z. B. ein kaltgepresstes Olivenöl oder Sonnenblumenöl verwenden. Testen Sie jedoch 24 Stunden vor der ersten Anwendung auf einer kleinen Hautpartie Ihres Babys, ob es auf das Öl allergisch reagiert.

Die Beine

Ein einfacher und angenehmer Auftakt für die Massage ist das sog. Indische Melken der Beine.

1 Umgreifen Sie mit einer Hand von oben den rechten Oberschenkel Ihres Babys und streichen Sie sanft das Bein entlang nach unten. Wiederholen Sie dies öfter, wobei Sie beide Hände im Wechsel benutzen.

2 Halten Sie das Bein des Babys knapp über dem Boden in einer Hand und lassen Sie es sanft in die andere Hand fallen. Das Baby sollte locker und entspannt sein. Sie können einen Reim aufsagen, wie z. B.: *„Das ist das kleine Beinchen, vom klitzekleinen Schweinchen.“*

3 Enden Sie mit einer durchgängigen Streichbewegung entlang dem Bein. Wiederholen Sie dies zweimal.

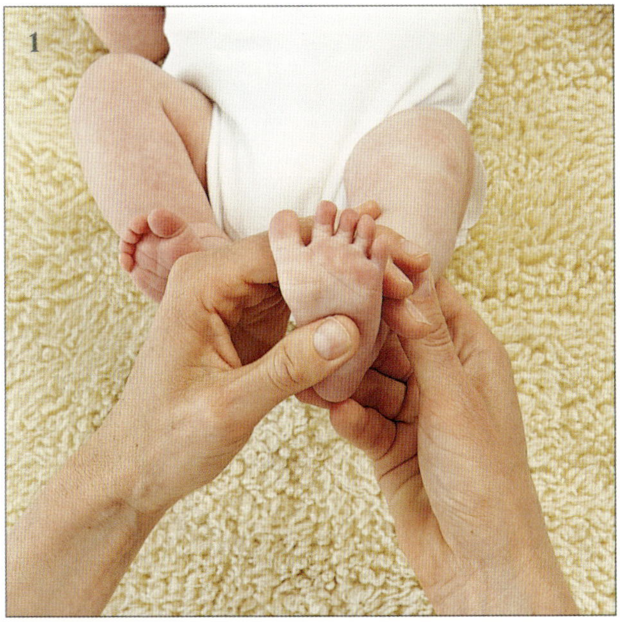

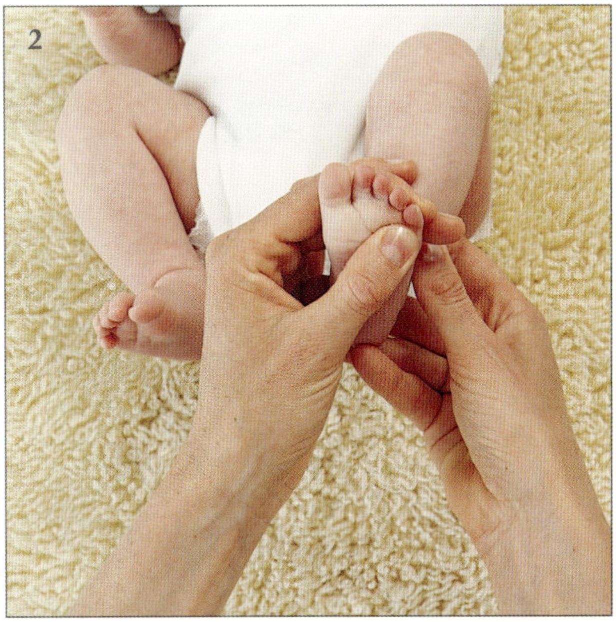

Die Füße ▲

1 Massieren Sie mit Ihrem Daumen die rechte Fußsohle Ihres Babys von der Ferse bis zu den Zehen. Wiederholen Sie die Massage zweimal.

2 Üben Sie nacheinander mit dem Daumen unterhalb jeder Zehe sanften Druck aus. Dort befinden sich Reflexzonen, deren Stimulation die Beschwerden Ihres Kindes beim Zahnen lindern.

3 Massieren Sie – beginnend beim großen Zeh – jeden einzelnen Zeh zwischen Daumen und Zeigefinger. Sagen Sie folgenden Reim auf, wenn Sie möchten:
Großer Zeh – *„Der schüttelt die Pflaumen"*,
Zweiter Zeh – *„Der hebt sie alle auf"*,
Dritter Zeh – *„Der tut sie in einen Korb"*,
Vierter Zeh – *„Der trägt sie nach Haus"*,
Kleiner Zeh – *„Und der Klitzekleine isst sie alle auf!"*
Zum Abschluss kitzeln Sie Ihr Baby spielerisch unter den Armen.

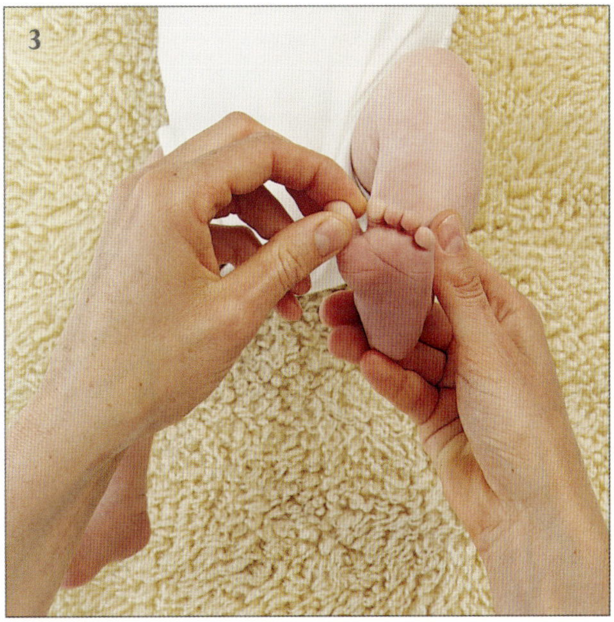

Wiederholen Sie die Bein- und Fußmassage am linken Bein Ihres Babys. Lassen Sie sich dabei Zeit und erfreuen Sie sich an den lustigen Reimen sowie an den Blickkontakten mit Ihrem Kind.

HINWEIS Scheuen Sie sich nicht, Ihrem Baby etwas vorzusingen. In Ihren Ohren mag das vielleicht nicht perfekt klingen, doch für Ihr Baby ist es herrlich!

Die Brust ▸

Manche Babys lieben diese Massage, andere mögen sie nicht. Probieren Sie es aus. Auf jeden Fall ist sie sehr hilfreich gegen Verstopfung oder Husten.

1 Legen Sie beide Hände auf die Brust Ihres Babys.

2 Bewegen Sie Ihre Hände in entgegengesetzte Richtungen und massieren Sie die Brust mit Ihren Fingern in kleinen kreisenden Bewegungen.

HINWEIS Prüfen Sie stets Ihre Haltung. Sitzen Sie aufrecht und lockern Sie Nacken und Schultern. Je entspannter Sie sind, umso entspannter ist auch Ihr Baby.

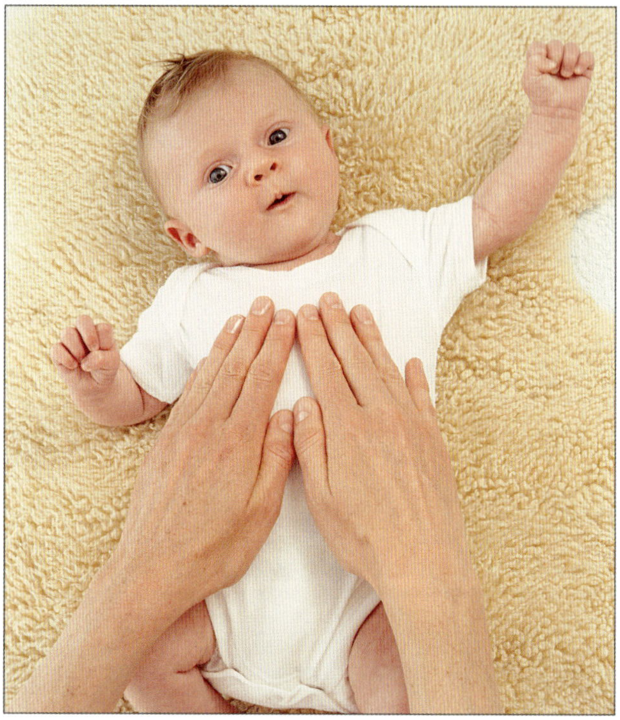

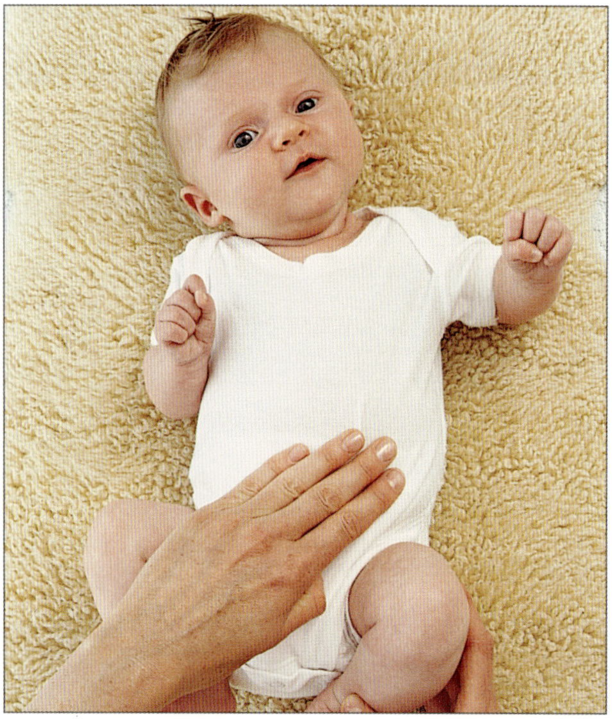

◂ Der Bauch

Diese Massage empfiehlt sich besonders bei Blähungen oder Koliken. Seien Sie nicht überrascht, wenn Ihrem Baby Blähungen abgehen. Dies zeigt nur, dass die Massage wirkt.

1 Legen Sie Ihre Hand auf den Bauch Ihres Babys und benutzen Sie Ihre Finger, um dessen Verdauungstrakt sanft im Uhrzeigersinn zu massieren. Der Bauch Ihres Kindes sollte sich weich und nachgiebig, nicht aber hart anfühlen.

2 Geben Sie Acht, dass Sie nicht zu viel Druck auf den Bauch ausüben, da dies für Ihr Baby äußerst unangenehm sein kann. Begleiten Sie die Massage mit einem der Lieblingslieder Ihres Kindes.

Die Arme ▸

Bei dieser Massage kann Ihr Baby auf einer weichen Unterlage vor Ihnen auf dem Boden liegen, oder Sie nehmen es – sollte es unruhig sein – auf Ihren Schoß.

1 Beginnen Sie mit dem „Indischen Melken“, indem Sie den Arm Ihres Babys umfassen und mehrmals von Schulter zu Handgelenk anwechselnd mit beiden Händen streichen. Singen Sie, wenn Sie mögen.

2 Entspannen Sie den ganzen Arm, indem Sie ihn mehrmals von einer Hand in die andere gleiten lassen. Singen Sie dabei: *„Entspanne dich, entspanne dich!“*

3 Beenden Sie die Übung mit langen, den Arm abwärts ausgeführten Streichbewegungen.

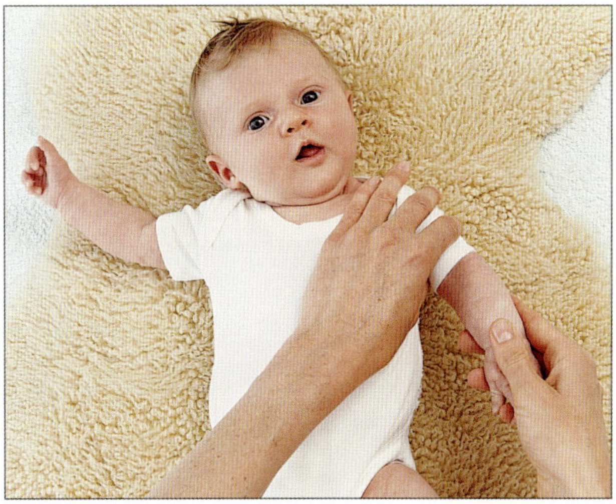

Hände und Finger ▾

1 Öffnen Sie sachte die Hände Ihres Babys und massieren Sie eine Handfläche sanft mit Ihrem Daumen.

2 Massieren Sie nun ebenso sanft nacheinander jeden einzelnen Finger und singen Sie dabei – ähnlich wie bei der Zehenmassage (siehe Seite 27, Schritt 3).

3 Legen Sie den Arm sanft ab und streichen Sie dann in einer langen Bewegung von der Schulter abwärts (siehe oben Schritte 2 und 3).

Wiederholen Sie die Arm-, Hand- und Fingermassage nun ganz in Ruhe am anderen Arm Ihres Babys.

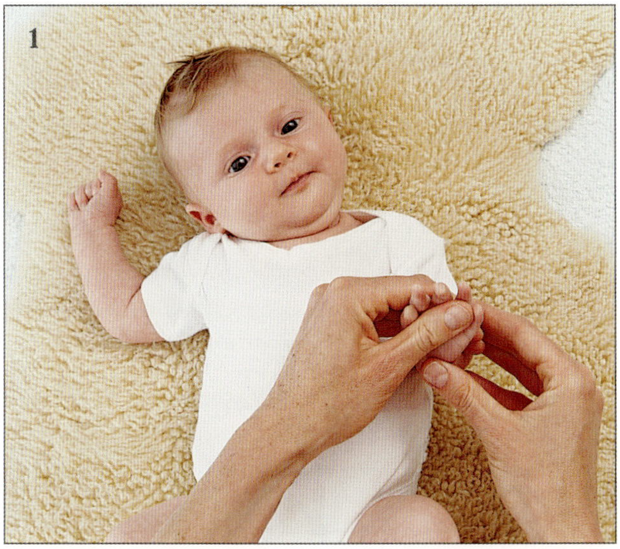

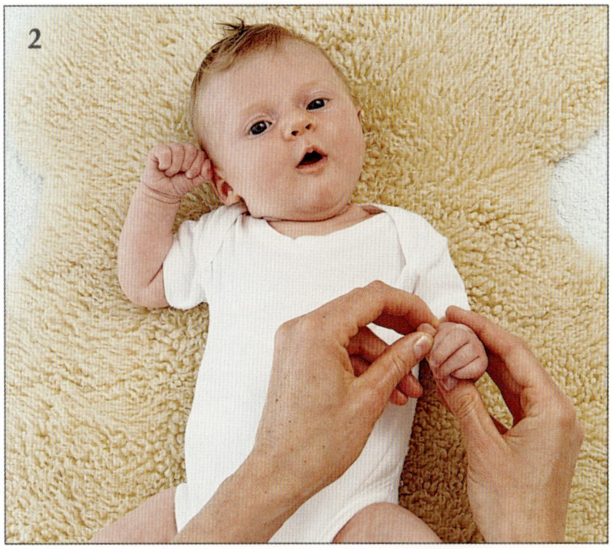

Mein Baby ist so wundervoll!
Es erfüllt mein Herz mit zartem Glück
schon Dich nur anzusehen.

Samuel Taylor Coleridge

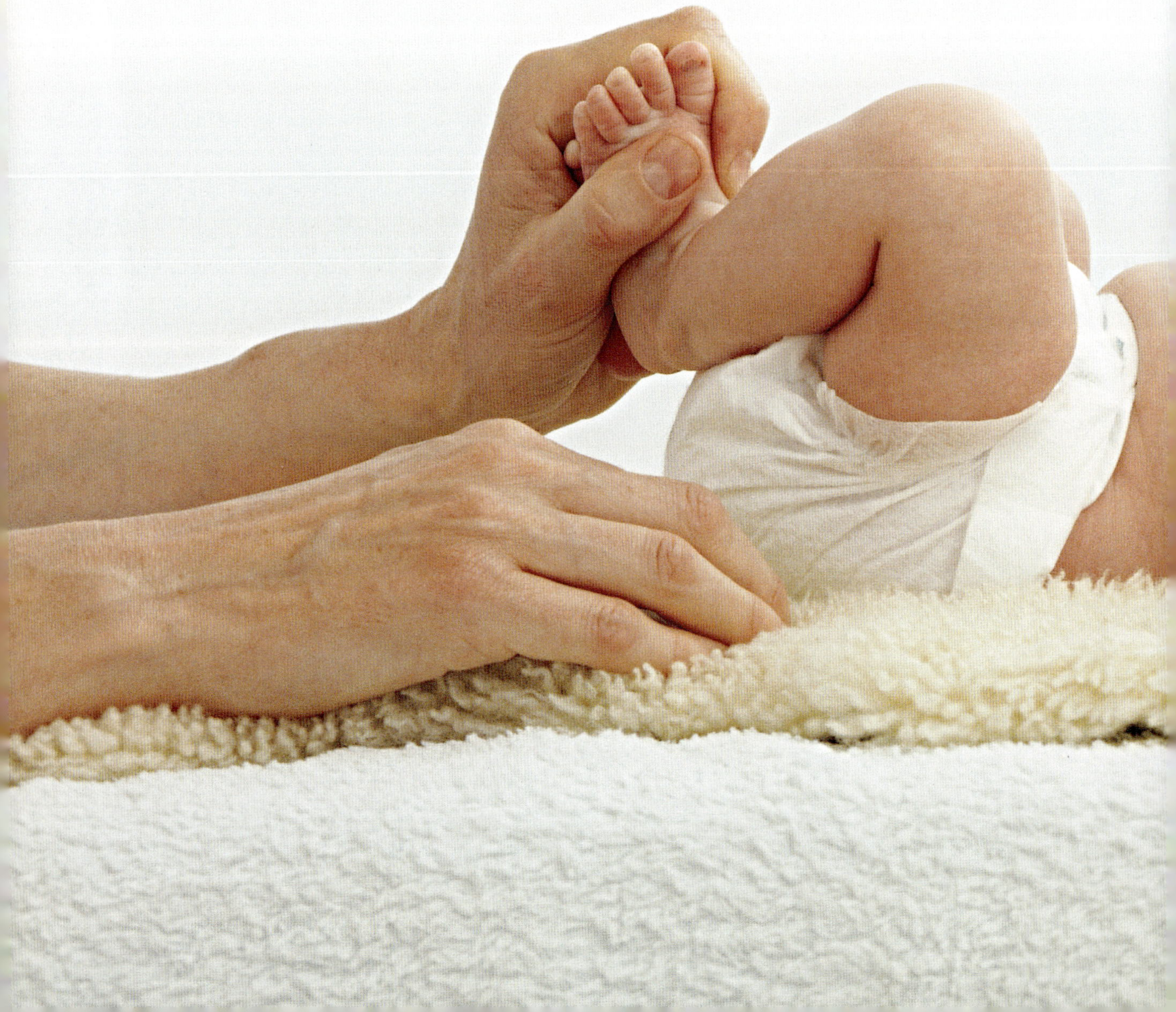

Übungen im Alter von sechs Wochen bis drei Monaten

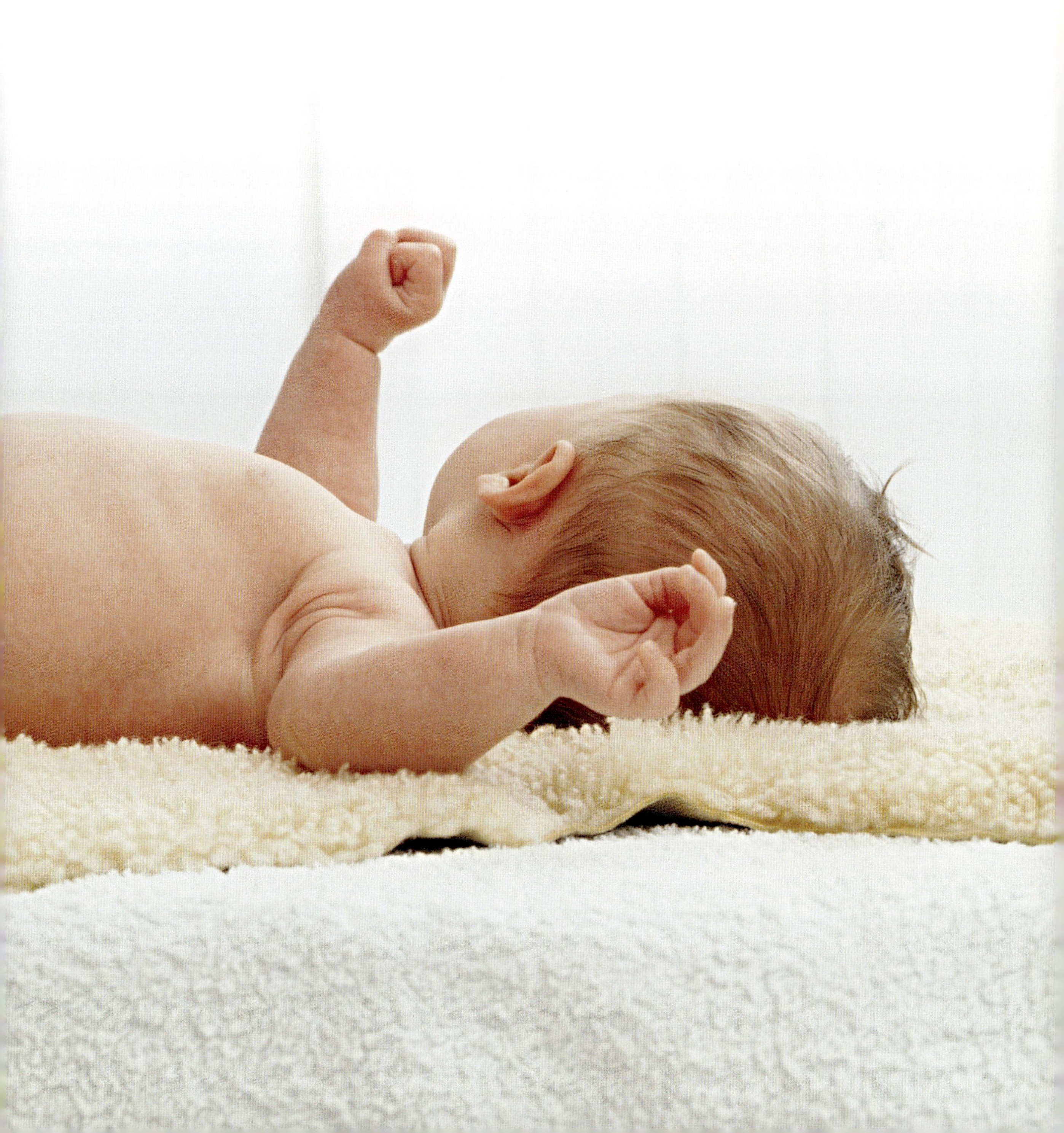

Im Alter von sechs Wochen bis drei Monaten

In dieser Lebensphase wird Ihr Baby lernen, mehr zu kommunizieren, seine Kopf- und Nackenmuskulatur zu steuern, und es wird sein Wahrnehmungsvermögen weiterentwickeln. Seine Aufnahmefähigkeit ist noch begrenzt. Belassen Sie es bei ein bis zwei Übungen, wenn Ihr Kind zu mehr nicht willens oder fähig ist. Hören Sie auf, wenn es ihm zu viel wird. Mit der Zeit können Sie das Programm peu à peu erweitern.

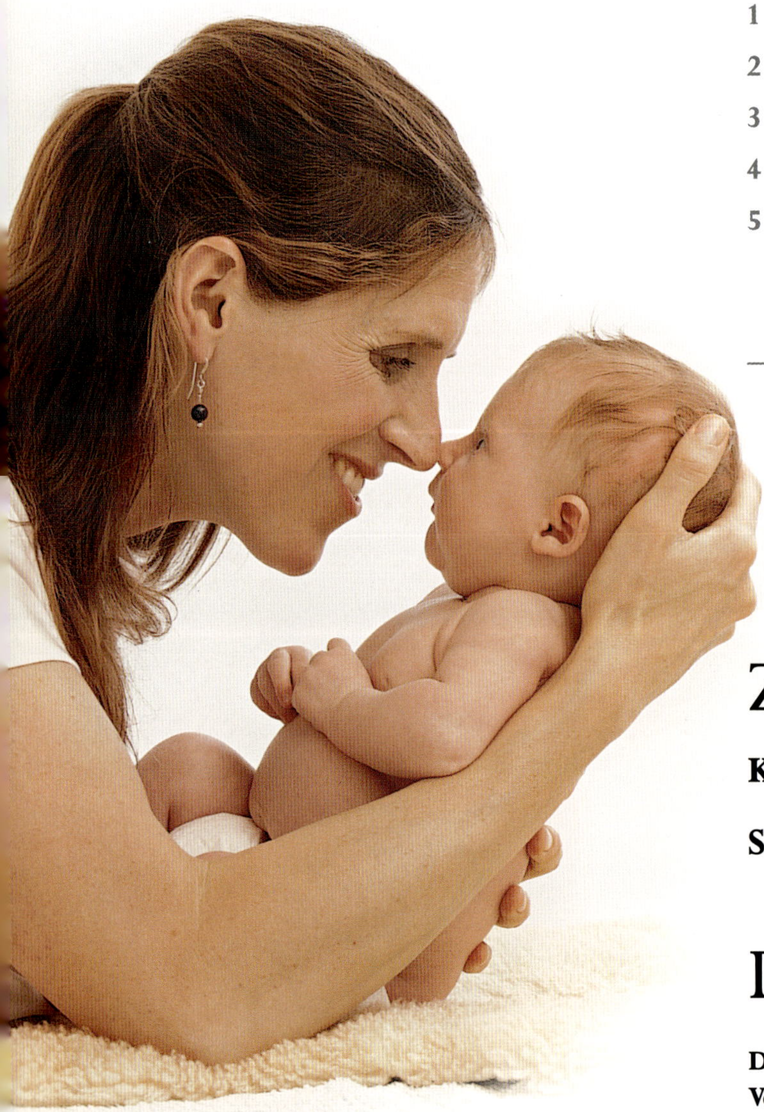

VOR BEGINN DER ÜBUNGEN – zur Erinnerung

1 Entspannen, sammeln und dehnen Sie sich.
2 Bereiten Sie Ihre Sitzfläche für die Übungen vor.
3 Überprüfen Sie Ihre Haltung.
4 Nehmen Sie Kontakt zu Ihrem Baby auf.
5 Beginnen Sie mit dem Aufwärmprogramm. Fahren Sie mit Übungen fort, die dem Alter und Befinden Ihres Kindes entsprechen.

Zeit zum Aufwachen

Kontaktaufnahme – siehe Seite 26

Sanfte Massage ohne Öl – siehe Seite 26–29

Der Verdauung helfen

Die folgende Übungsreihe zeigt Ihnen, wie Sie der Verdauung Ihres Babys helfen können. Denn Blähungen und Koliken sind in diesem Entwicklungsstadium keine Seltenheit. Für die Übungen kann Ihr Kind entweder auf einer Matte vor Ihnen oder auf Ihrem Schoß liegen.

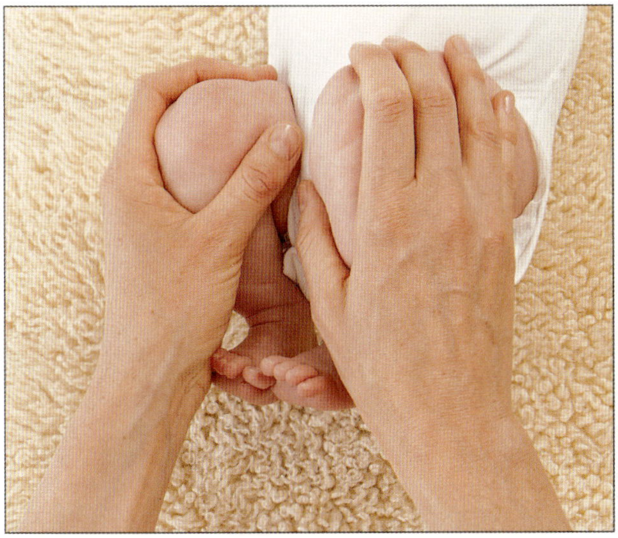

◂ Knie zur Brust

1 Wählen Sie eine bequeme Sitzposition, z. B. den Schneidersitz.

2 Legen Sie Ihre Hände auf die Knie des Babys und atmen Sie ein. Beim Ausatmen bewegen Sie die Knie sanft in Richtung Bauch des Babys.

Wiederholen Sie die Übung mehrere Male.

HINWEIS Diese Übung stimuliert die Verdauung und kann ein Bäuerchen oder Darmbewegung auslösen.

Knie von einer Seite zur anderen

1 Bringen Sie Ihre Hände in dieselbe Position wie zuvor, führen Sie die Knie Ihres Babys zusammen und bewegen Sie beide Knie zugleich erst nach links und dann nach rechts.

2 Wiederholen Sie die Übung einige Male.

HINWEIS Bei der Übung dreht sich der Körper leicht.

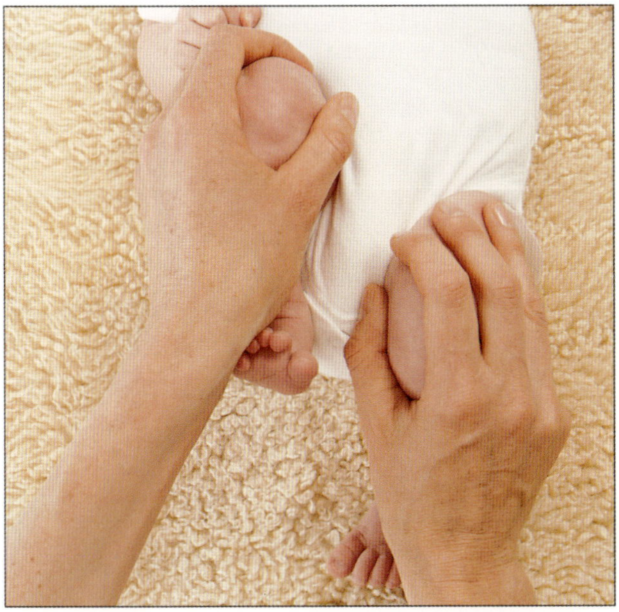

◂ Knie im Wechsel an den Bauch

1 Legen Sie Ihre Hände auf die Knie des Babys und bewegen Sie im Wechsel jeweils ein Knie sanft in Richtung Bauch – wie beim langsamen Radfahren.

2 Wiederholen Sie die Übung einige Male.

HINWEIS Erzwingen Sie niemals Bewegungsübungen. Hören Sie auf, sobald Ihr Baby Missfallen signalisiert.

Hüftkreisen ▼

1 Legen Sie die Hände auf die Knie Ihres Babys und atmen Sie ein. Bewegen Sie sie während des Ausatmens in Richtung Bauch.

2 Führen Sie sanfte, kreisende Bewegungen aus – erst in die eine, dann in die andere Richtung. Wiederholen Sie die Übung einige Male.

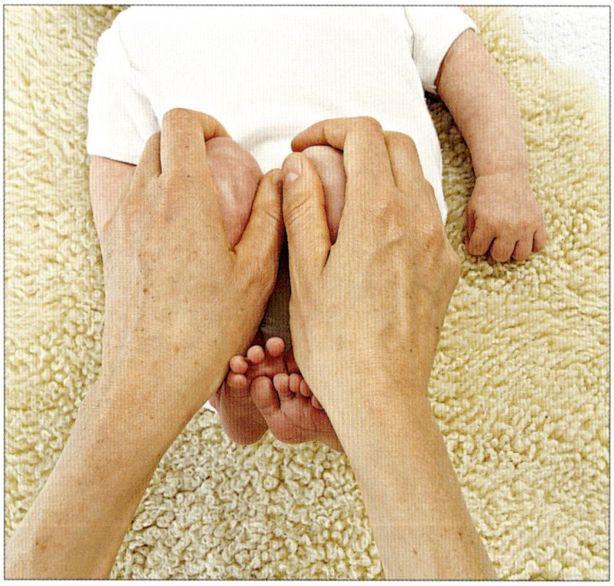

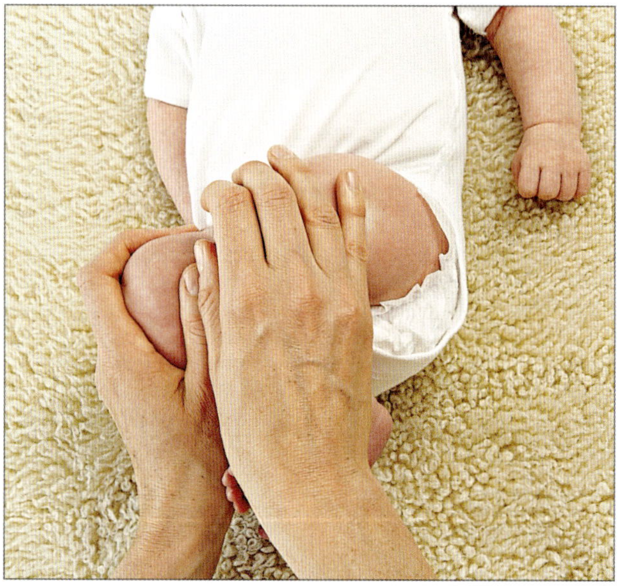

Der Mini-Lotussitz ▸

Diese Übung fördert die Beweglichkeit Ihres Babys und stärkt dessen Bauch- und Rückenmuskulatur.

1 Umfassen Sie sanft das rechte Bein Ihres Babys und führen Sie es ohne Druck auf den linken Oberschenkel. Streichen Sie das rechte Bein vorsichtig aus.

2 Geben Sie das Bein wieder frei und wiederholen Sie die Übung mit dem linken Bein.

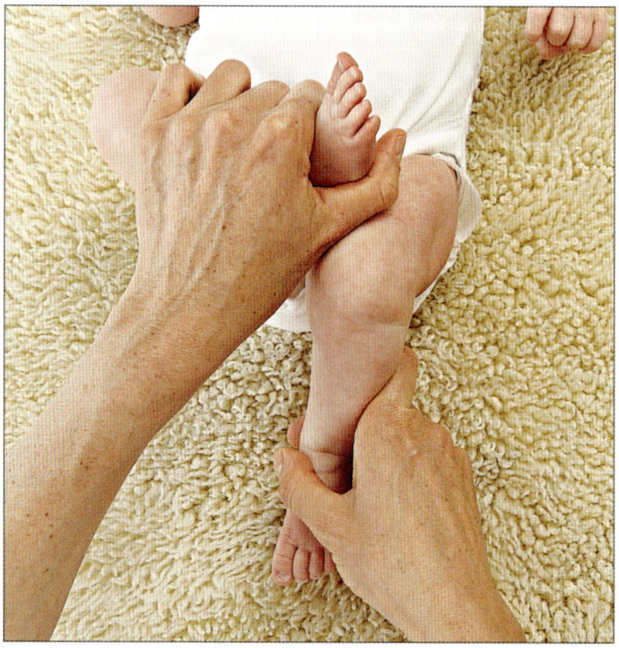

HINWEIS Erzwingen Sie niemals Bewegungsübungen. Hören Sie auf, sobald Ihr Baby Missfallen signalisiert.

Der Schmetterling ▼

Hierdurch wird die Hüfte Ihres Babys beweglicher.

1 Umfassen Sie mit einer Hand die Knöchel Ihres Babys und führen Sie dessen Fußsohlen zusammen.

2 Schieben Sie die Füße sanft in Richtung Bauch.

3 Lösen und wiederholen Sie die Übung 2- bis 3-mal.

.

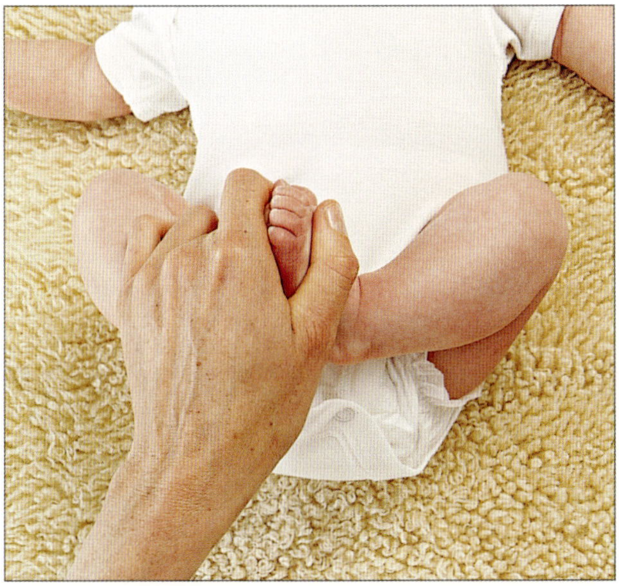

Der kreisende Schmetterling ▼

1 Führen Sie die Fußsohlen Ihres Babys mit einer Hand zusammen und schieben sie wie zuvor zum Bauch.

2 Bewegen Sie die Beine sanft und kreisförmig erst in die eine, dann in die andere Richtung.

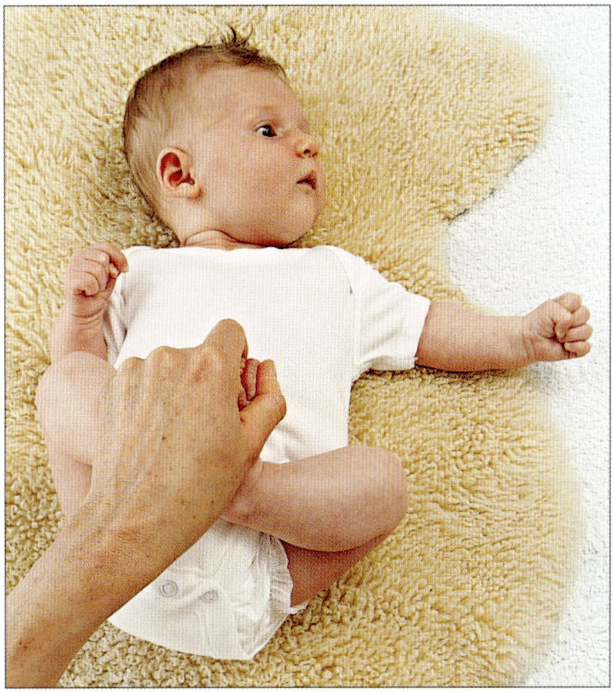

Beine strecken und wieder ablegen

Diese Übung zeigt Ihrem Baby den Unterschied zwischen strecken und entspannen. Erhöhen Sie den Spaß, indem Sie die Worte *„Auf und nieder!“* wiederholen.

1 Umfassen Sie die Knöchel Ihres Babys und heben Sie dessen Beine leicht an, strecken Sie sie ein wenig und legen Sie sie dann sanft auf dem Boden ab.

2 Wiederholen Sie die Übung einige Male.

HINWEIS In dieser Lebensphase sind die Beine Ihres Babys von Natur aus stark angewinkelt. Falls Sie sich dabei unwohl fühlen, die Beine Ihres Kindes zu strecken oder auch andere Übungen durchzuführen, sollten Sie einfach darauf verzichten.

Arme öffnen und schließen ▼

1 Ihr Baby liegt auf dem Rücken vor Ihnen. Umfassen Sie seine Arme sanft an den Handgelenken. Strecken Sie, während Sie einatmen, seine Arme nach außen.

2 Während Sie ausatmen, führen Sie die Arme wieder zusammen. Erhöhen Sie den Spaß, indem Sie sagen: *„Öffnen … öffnen … und schließen … schließen."*

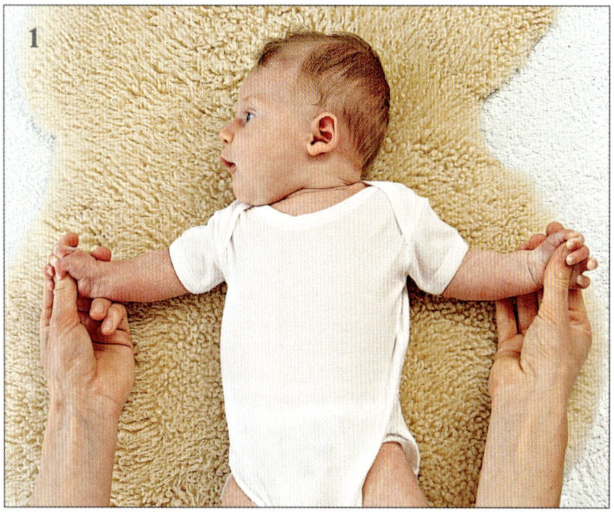

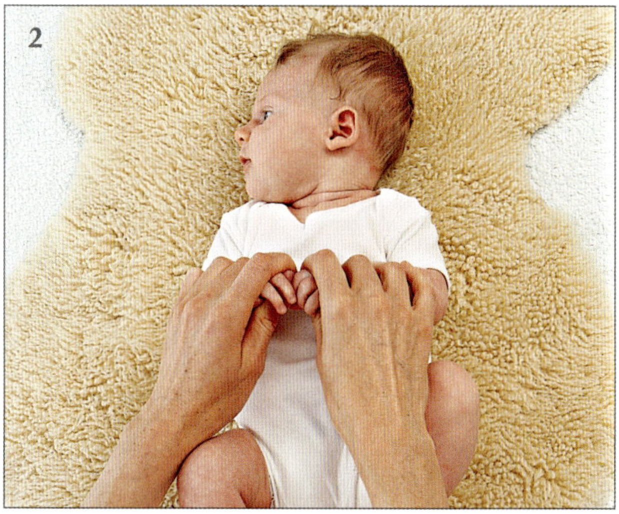

Arme kreuzen und strecken ▼

Hat sich Ihr Baby bei der vorigen Übung wohl gefühlt, versuchen Sie es mit der folgenden:

1 Kreuzen Sie, während Sie einatmen, sanft die Arme Ihres Babys, als wolle es sich selbst umarmen.

2 Strecken Sie, während Sie ausatmen, die Arme Ihres Babys wieder nach außen.

Sie können das Ganze lustiger gestalten, indem Sie rhythmisch sagen: *„Arme kreuzen … und Arme strecken."*

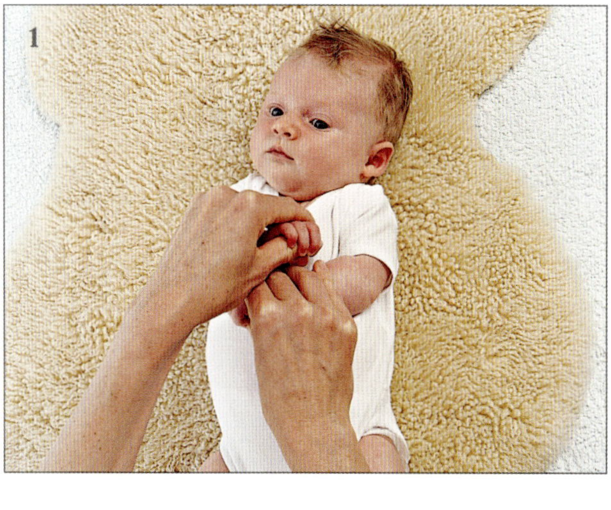

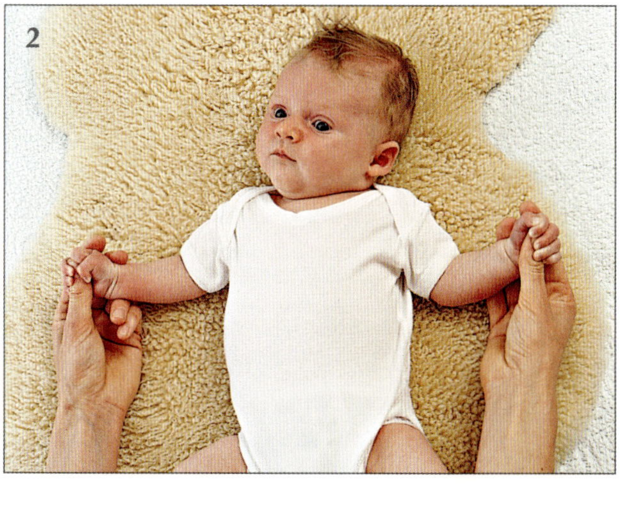

Wenn das Baby quengelt

Häufig beginnen Babys zu quengeln, wenn Sie als Mutter sich müde und abgespannt fühlen. Manchmal leidet es an schmerzhaften Koliken, manchmal jedoch ist es einfach nur unzufrieden. Versuchen Sie, Ihr Kind auf folgende Arten zu beruhigen, und denken Sie dabei daran, langsam und tief durchzuatmen.

Tröstend im Arm halten ▸

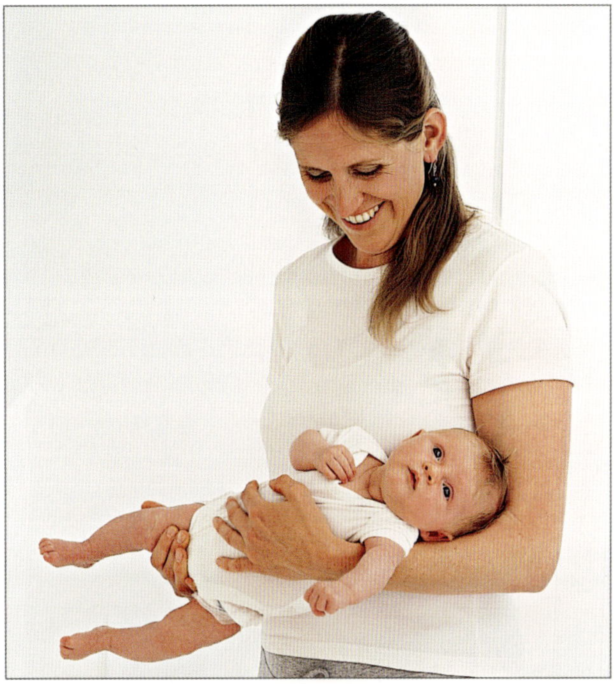

1 Schieben Sie Ihre kräftigere Hand unter den Po des Babys, welches Ihnen den Rücken zuwendet. Legen Sie Ihre andere Hand quer über seine Brust.

2 Drehen Sie Ihr Kind– ohne Ihre sichernde Hand wegzubewegen – mit dem Rücken zu Ihnen, sodass die Wirbelsäule des Babys entlang Ihres Brustkorbes gedehnt wird.

3 Schieben Sie Ihre „Sitzhand" so weit unter dem Baby hindurch, bis Sie dessen Bauch sanft massieren können, während Sie mit ihm herumgehen.

4 Atmen Sie dabei lang und tief.

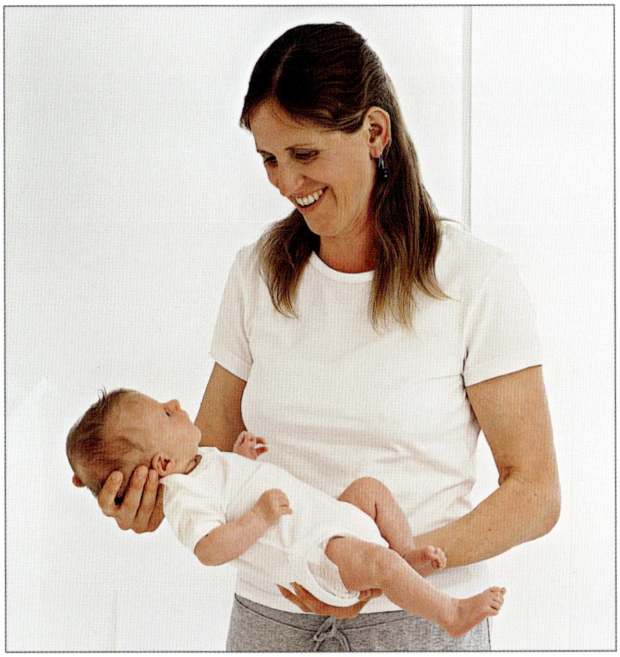

◂ Die Wiege

1 Benutzen Sie Ihre kräftigere Hand als Stütze unter dem Po des Babys.

2 Stützen Sie mit der anderen Hand Kopf und Nacken Ihres Kindes.

3 Wiegen Sie Ihr Baby in dieser Haltung sanft hin und her.

Checkliste: Wenn das Baby quengelt

Falls Ihr Baby quengelt, sollten Sie die folgenden möglichen Ursachen überprüfen:

- Hat es Hunger?
- Müssen seine Windeln gewechselt werden?
- Schwitzt oder friert es?
- Wirkt es krank oder als sei ihm unwohl?
- Hat es Blähungen?
- Langweilt es sich?

Manche Babys, v.a. wenn sie aus Langeweile quengeln, sprechen sehr positiv auf körperliche Aktivitäten an. Falls sich Ihr Kind also nicht durch die zuvor gezeigten Methoden beruhigen lässt, dann versuchen Sie es mit bewegungsintensiveren Übungen. Folgendes hilft, wenn Ihr Baby unter Bauchweh leidet oder sich langweilt.

HINWEIS Denken Sie öfter einmal daran, Ihrem Baby etwas vorzusingen, auch wenn Ihnen vielleicht nicht danach zumute ist. Ihr Körper schüttet dabei Endorphine aus und Sie fühlen sich glücklicher. Und je glücklicher Sie sind, umso glücklicher ist Ihr Kind.

Heben und Senken ▸

Diese Übung ist äußerst effektiv, um ein gereiztes Baby zu beruhigen – allerdings nur, wenn es weder hungrig noch krank ist und auch nicht gewickelt werden muss.

1. Legen Sie eine Hand unter den Po des Babys, welches mit seiner Brust auf Ihrem anderen Arm ruht.

2. Heben Sie mit Ihrer „Sitzhand“ den Oberkörper des Babys an, während Sie Ihren Stützarm ein wenig sinken lassen, ohne die Halteposition zu verändern.

3. Wiederholen Sie die Übung mehrere Male, wenn Ihr Baby Spaß daran hat.

HINWEIS Führen Sie Ihre Bewegungen keinesfalls abrupt, sondern langsam und kontrolliert aus. Achten Sie darauf, mit Ihrem Arm dem Kopf und dem Nacken des Babys den notwendigen Halt zu geben.

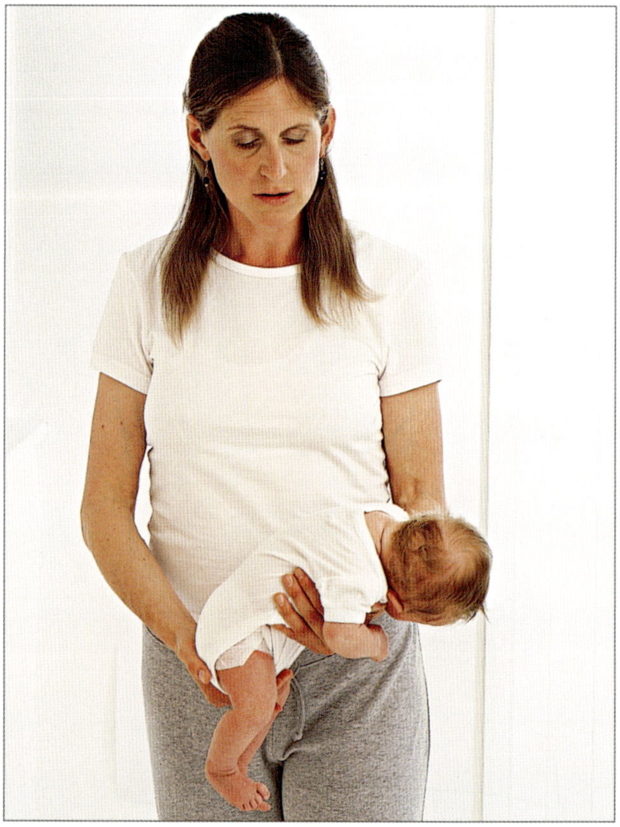

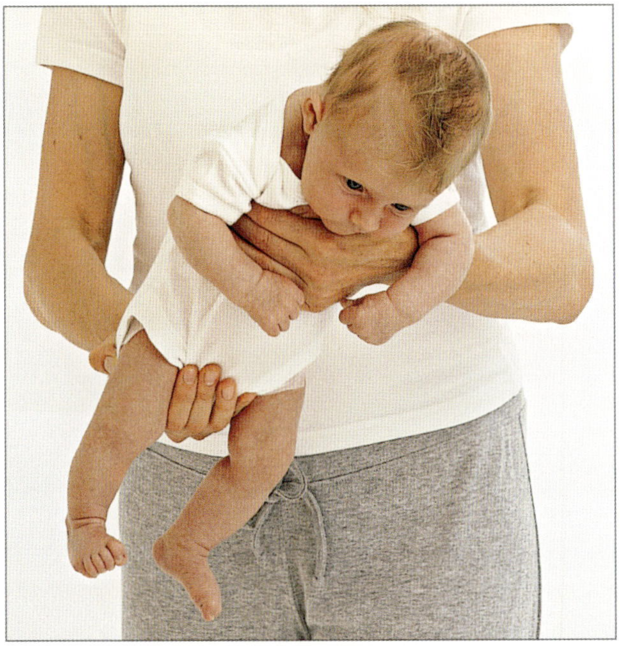

◂ Sanftes Wiegen

1 Halten Sie Ihr Baby in derselben Position wie bei beim „Heben und Senken“ auf der gegenüberliegenden Seite beschrieben: eine Hand unter seiner Brust, eine unter seinem Po.

2 Wiegen Sie Ihr Baby sanft von einer Seite zur anderen. Wenn es Spaß daran hat, können Sie die Schwingbewegungen vorsichtig verstärken.

HINWEIS Diese Übung kann wunderbar beruhigend auf ein nörgeliges Baby wirken. Brechen Sie sie jedoch ab, wenn Ihr Kind darauf unglücklich reagiert.

Tönendes Wandeln ▸

1 Halten Sie Ihr Baby entspannt im Arm (wie auf Seite 37 beschrieben).

2 Achten Sie auf Ihren Atem und beginnen Sie langsam herumzugehen. Atmen Sie ggf. mehrmals aus, um sich von allen Anspannungen zu befreien. Versuchen Sie dann, tiefer ein- und länger auszuatmen.

3 Bewegen Sie sich rhythmisch zu Ihren langen Atemzügen und nehmen Sie die Nähe zu Ihrem Kind bewusst wahr.

4 Beginnen Sie nun damit, jedes Ausatmen mit dem sanft und lang gesprochenen Ton *„om“* (wie ein langes *„Oh hmmm“*) zu begleiten. Die dadurch gewonnene innere Ruhe und Entspannung werden sich direkt auf Ihr Baby übertragen.

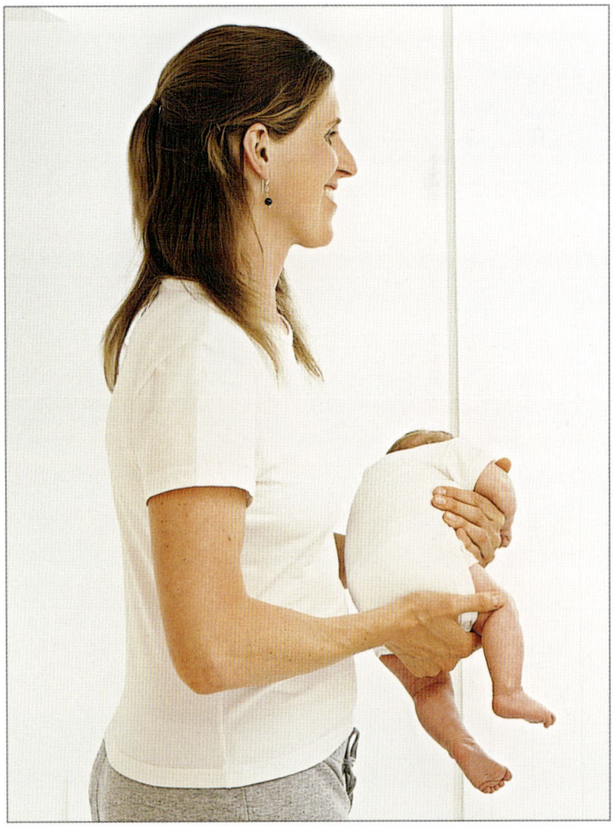

Mein Herz ist wie ein Apfelbaum,
Dem jeder Ast von Früchten bricht …
Und noch viel froher ist mein Herz,
Mein Liebster kam zu mir daher.

Christina Rossetti

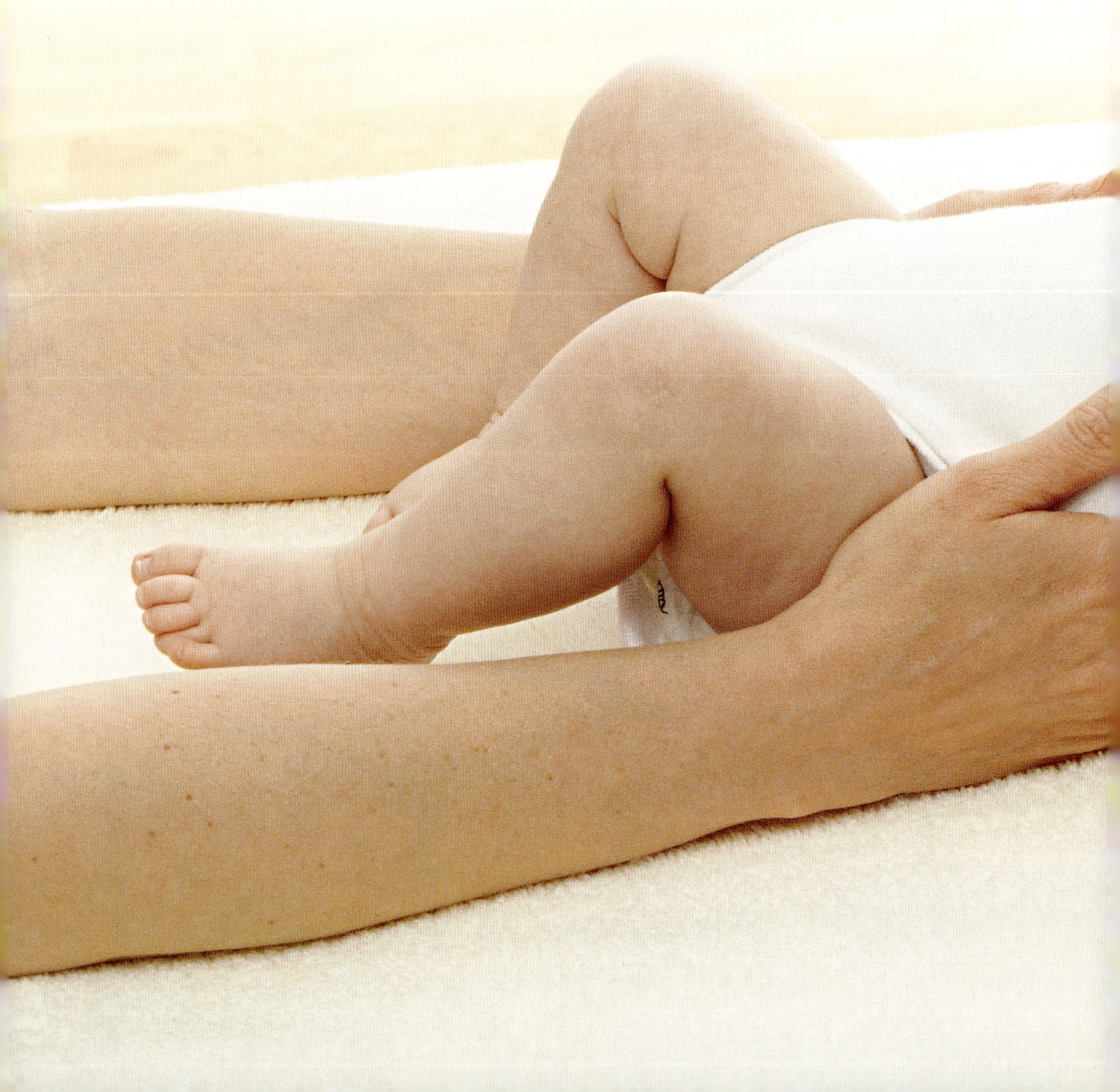

Übungen im Alter von drei bis sechs Monaten

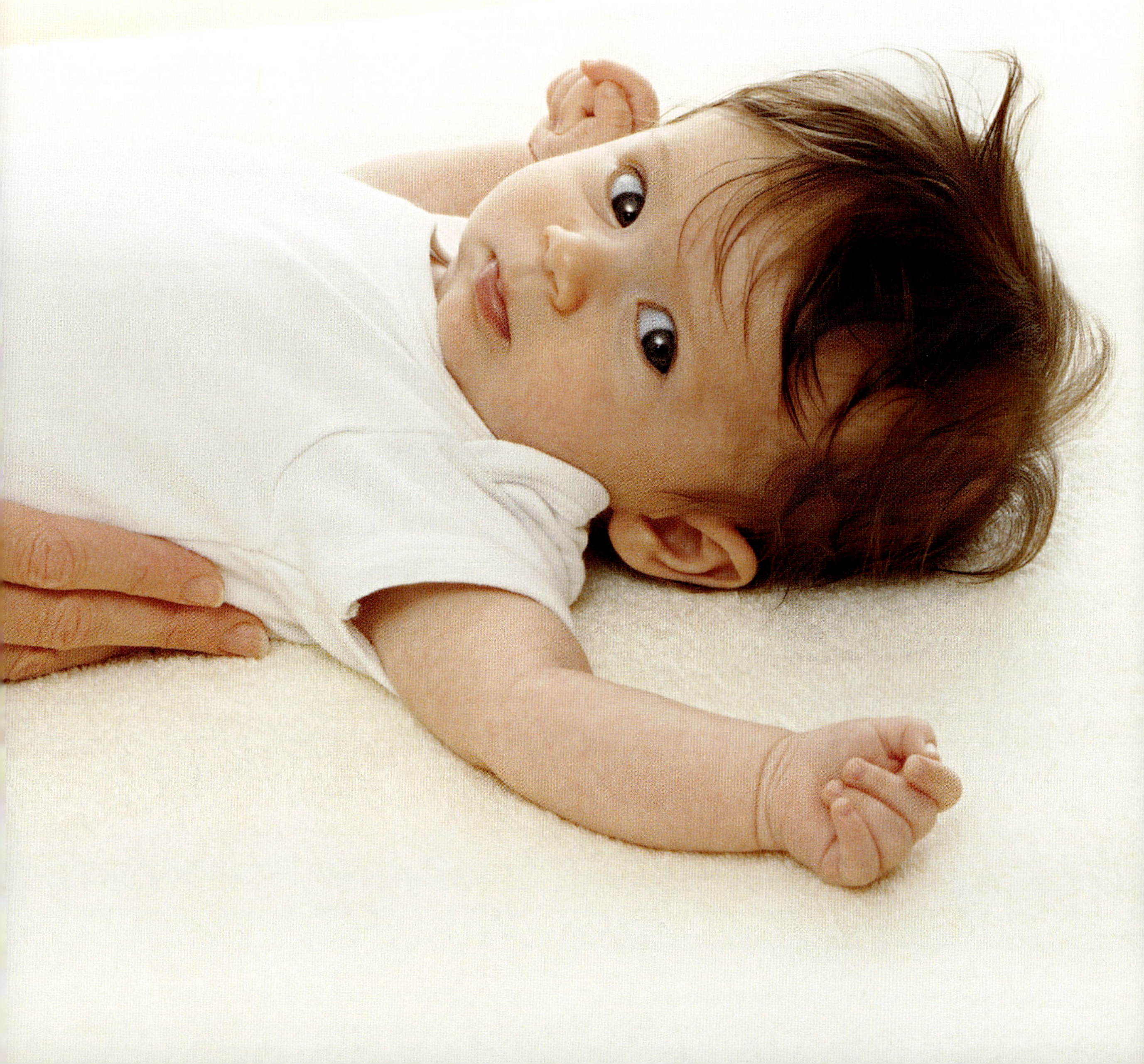

Im Alter von drei bis sechs Monaten

Die Koordination Ihres Babys wird nun komplexer: Es entwickelt im Oberkörper mehr Kraft und beginnt, sich auf die Seite zu drehen. Daher sind die Übungen in diesem Kapitel bewegungsaktiver als die vorherigen. Dennoch bestimmt allein Ihr Kind die Intensität des Trainings. Machen Sie die Übungen ruhig zusammen mit Freunden und deren Kindern, da Ihr Baby nun kontaktfreudiger auf seine Umwelt reagiert.

VOR BEGINN DER ÜBUNGEN – zur Erinnerung

1 Entspannen, sammeln und dehnen Sie sich.

2 Bereiten Sie Ihre Sitzfläche für die Übungen vor.

3 Überprüfen Sie Ihre Haltung.

4 Nehmen Sie Kontakt zu Ihrem Baby auf.

5 Beginnen Sie mit dem Aufwärmprogramm. Fahren Sie mit Übungen fort, die dem Alter und Befinden Ihres Kindes entsprechen.

Zeit zum Aufwachen

Kontaktaufnahme – siehe Seite 26

Sanfte Massage ohne Öl – siehe Seite 26–29

Hüftübungen als Verdauungshilfe

Die folgenden Übungen entsprechen denen für Babys zwischen sechs Wochen und drei Monaten, können jedoch bewegungsintensiver durchgeführt werden. Singen Sie ruhig Ihre Lieblingslieder dazu!

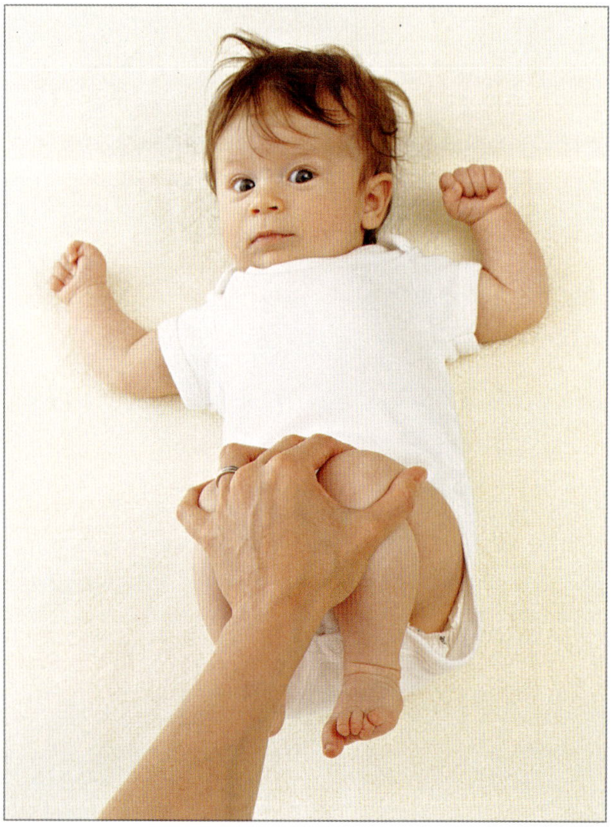

◂ Hüftkreisen

1 Legen Sie die Hände auf die Knie Ihres Babys und bewegen Sie sie sanft kreisend in eine Richtung.

2 Bewegen Sie die Knie nun in die andere Richtung. Erhöhen Sie den Spaß, indem Sie die Übung mit den Worten: *„Einmal hin“* und *„Einmal her!“* begleiten.

Knie im Wechsel an den Bauch

1 Legen Sie Ihre Hände auf die Knie des Babys und bewegen Sie im Wechsel jeweils ein Knie sanft in Richtung Bauch.

2 Wiederholen Sie die Übung mit rhythmischen Bewegungen einige Male.

HINWEIS Erzwingen Sie die Bewegungen niemals.

Der halbe Lotussitz ▼

1 Führen Sie sanft den rechten Fuß Ihres Babys zu dessen linkem Oberschenkel.

2 Führen Sie den linken Fuß zum rechten Oberschenkel; lassen Sie ihn wieder los. Wiederholen Sie dies mehrmals dynamisch und sagen: *„Kreuz und … quer!“*

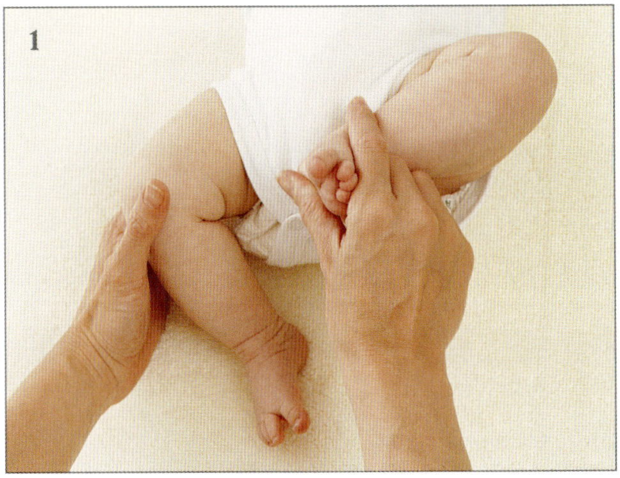

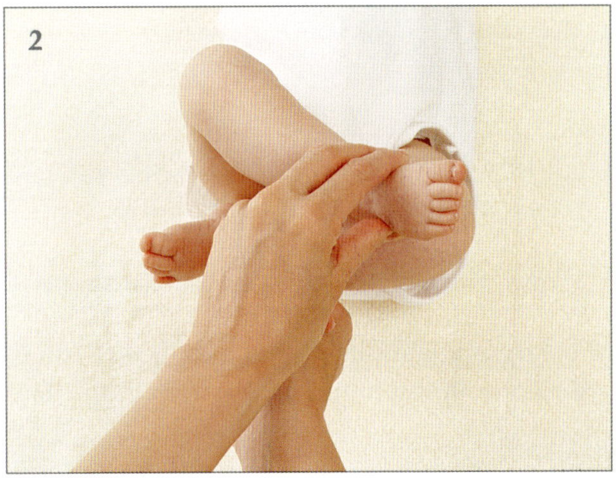

Wirbelsäulendrehung mit Massage ▼

Die sanfte Drehbewegung kräftigt die Wirbelsäule Ihres Babys und dehnt die Brust- und Schulterpartie.

1 Halten Sie mit der linken Hand die angezogenen Knie Ihres auf dem Rücken liegenden Babys über dessen Bauch zusammen.

2 Atmen Sie aus und bewegen Sie die beiden Knie in einer geraden Linie nach links. Massieren Sie gleichzeitig sanft die linke Schulter Ihres Babys.

3 Nun die andere Seite; dann die Beine entspannt in Ihre Hände sinken lassen. Sagen Sie: *„Entspanne dich!“*

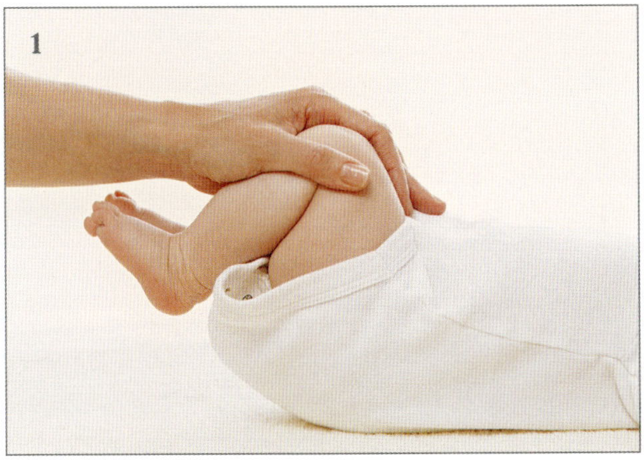

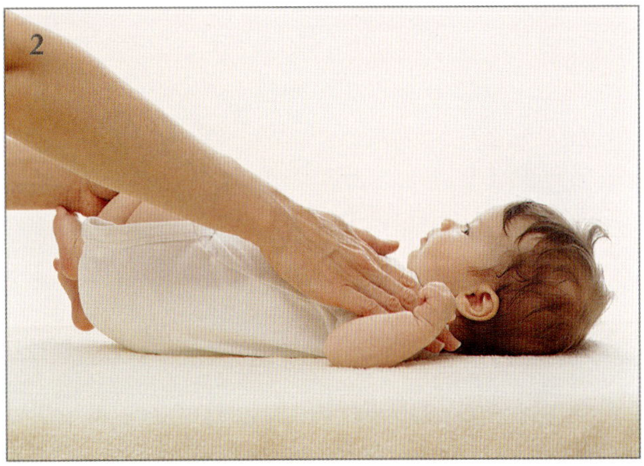

Diagonale Dehnung ▸

Diese Übung ist das Gegenstück zur „Wirbelsäulendrehung“ von der vorherigen Seite. Gestalten Sie sie lustig und erzwingen Sie nichts.

1 Umfassen Sie den rechten Fuß und die linke Hand des Babys und führen Sie beide zusammen.

2 Dann öffnen Sie sanft das rechte Bein und den linken Arm diagonal nach außen. Wiederholen Sie die Übung mit dem linken Fuß und der rechten Hand.

3 Wiederholen Sie die gesamte Bewegungsabfolge und sagen Sie *„Zu-sammen! Zu-sammen!“*, wenn Sie Fuß und Hand zusammenführen, und *„Aus-einander! Aus-einander!“*, wenn Sie Arm und Bein diagonal strecken.

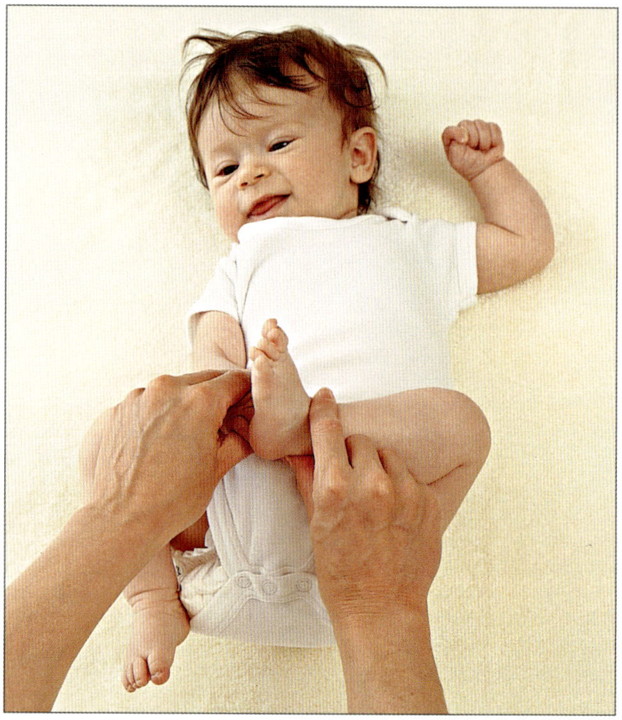

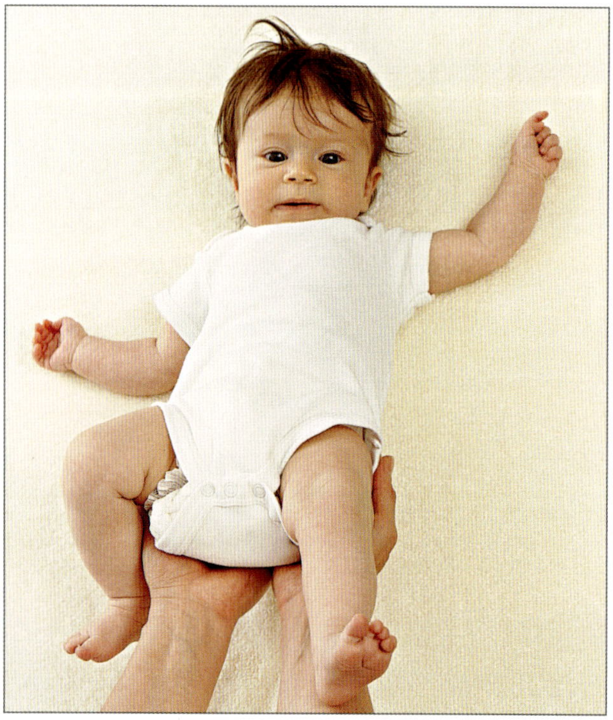

◂ Beine heben und senken

Diese Übung endet mit einer Entspannungshaltung.

1 Schieben Sie Ihre Hände sanft unter den Po des Babys und heben Sie seine Hüfte an.

2 Legen Sie Ihr Baby wieder ab, sodass seine Beine Bodenkontakt haben. Sie können die Übung mit einem rhythmischen *„Auf und ab!“* begleiten.

2 Wiederholen Sie die Übung mehrere Male.

HINWEIS Achten Sie darauf, dass Rücken und Nacken des Babys die ganze Zeit auf dem Boden ruhen.

Der Schmetterling ▸

1 Führen Sie sanft erst den rechten Fuß des Babys an die Innenseite seines linken Oberschenkels, dann den linken Fuß an die rechte Oberschenkelinnenseite. Erzwingen Sie die Bewegungen auf keinen Fall, sondern brechen Sie ab, sobald sich Ihr Kind sperrt.

2 Dann führen Sie ohne Druck die Fußsohlen des Babys zusammen. Umfassen Sie seine Knöchel und bewegen Sie sanft beide Beine zum Bauch.

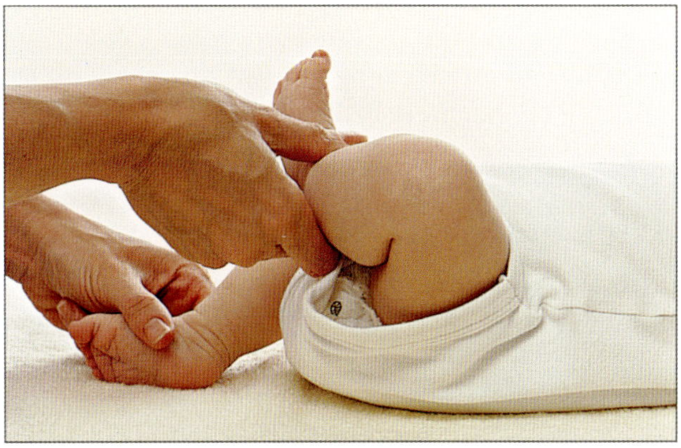

HINWEIS In diesem Alter können Sie die Übung schon rhythmischer gestalten: Führen Sie die Füße jeweils zweimal zum Bauch und dann zusammen.

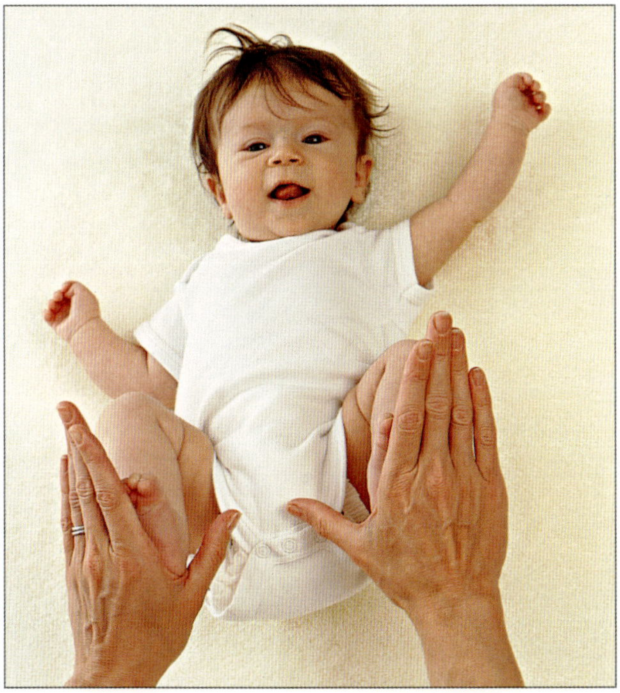

◂ Druck und Gegendruck

1 Drücken Sie sanft, aber bestimmt mit den Handflächen gegen die Fußsohlen Ihres Babys.

2 Nehmen Sie den Druck weg und wiederholen Sie die Übung mehrmals. Mit der Zeit wird Ihr Baby seine Füße mehr und mehr gegen Ihre Hände stemmen.

HINWEIS Sobald Ihr Baby mit seinen Füßen spürbaren Gegendruck ausübt, können Sie den Druck ein wenig erhöhen. Gestalten Sie die Übung für Ihr Baby lustig und abwechslungsreich. Sagen Sie: *„Drücken, drücken … und entspannen! Drücken … und entspannen!"*

Zeit zum Spielen

Ihr Baby ist nun alt genug, um auf Ihrem Schoß zu sitzen und voller Neugier andere Erwachsene oder Babys zu beobachten. Probieren Sie schwungvoll und spielerisch die folgenden Armübungen.

Arme und Brust im Sitzen dehnen ▼

Mit wachsender Selbstsicherheit wird Ihr Baby testen, wie weit es sich strecken kann, wobei sich auch seine Atmung vertieft – beides zentrale Grundlagen des Yoga.

1 Setzen Sie Ihr Baby mit dem Rücken zu Ihnen auf den Schoß. Strecken Sie seine Hände zu den Seiten.

2 Führen Sie die Hände Ihres Babys wieder zusammen. Achten Sie darauf, keine Bewegung zu erzwingen.

3 Wiederholen Sie die Übung mehrere Male im immer gleichen Rhythmus und sagen Sie: *„Strecken … strecken … und schließen … schließen!“*

1

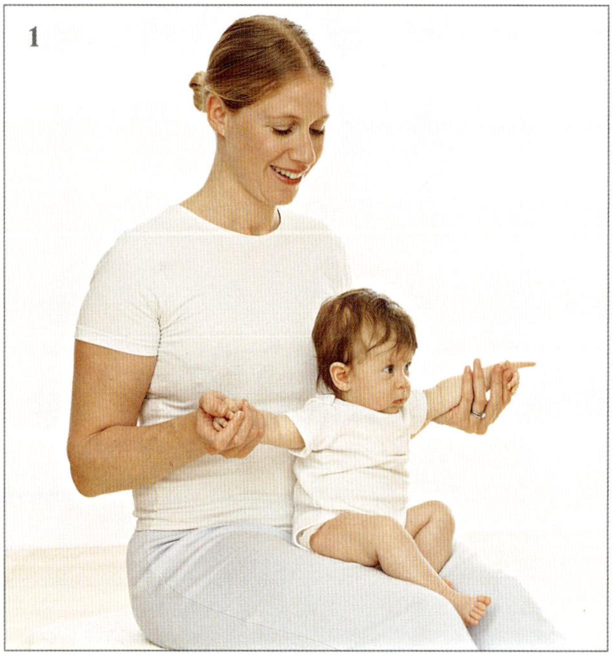

2

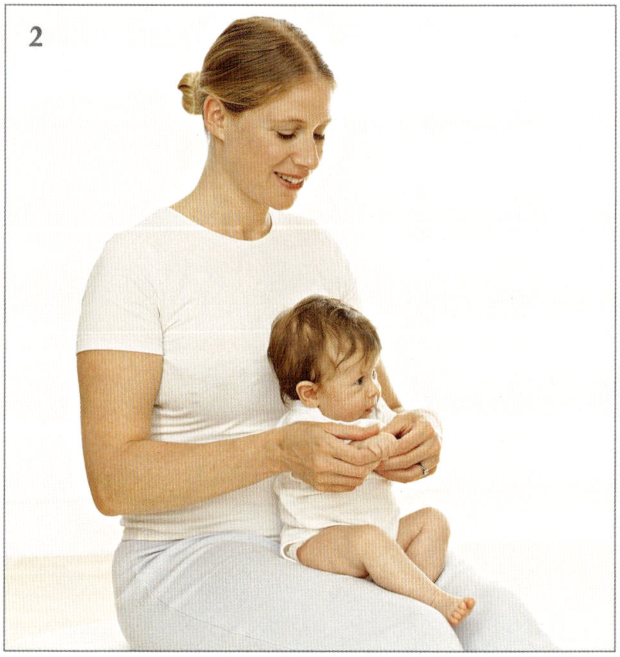

Der Scheibenwischer

Bei dieser Übung wird ein Lied vorgestellt und sie variiert die Armdehnungen durch begleitende Aktivitäten.

1 Das Baby sitzt mit dem Rücken zu Ihnen auf Ihrem Schoß. Führen Sie – wie bei der oben gezeigten Übung – seine Hände zusammen und strecken Sie sie wieder. Beim Zurückführen der Hände umarmt sich Ihr Baby diesmal selbst.

1 Wiederholen Sie die Übung mit dem folgenden Lied: *„Scheibenwischer, Scheibenwischer, was tust du Tag für Tag an jedem Ort? Wischt und wäscht, wischt und wäscht den Regen fort, den Regen fort!“*

Arme „aufziehen“ und boxen ▼

1 Halten Sie die Hände und drehen Sie kreisförmig die Arme des auf Ihrem Schoß sitzenden Babys. Sagen Sie dabei: *„Rundherum und rundherum ...!“*

2 Die Hände des Babys noch immer haltend, strecken Sie – wie beim Boxen – vorsichtig einen seiner Arme nach vorn: *„... und geradeaus!“*

3 Verbinden Sie beides: *„Rundherum und rundherum ... und geradeaus!“* Wiederholen Sie dies mehrere Male.

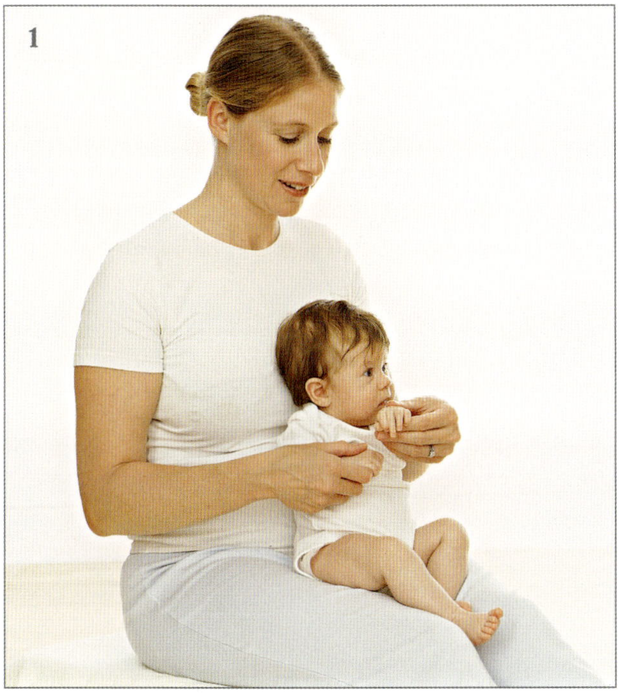

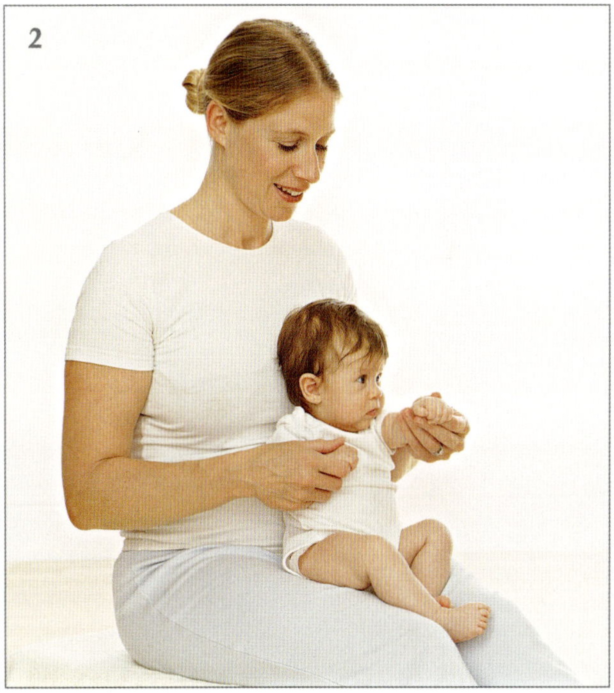

„Garn aufspulen“

Diese Variante der oben beschriebenen Übung wird zu einem anderen Übungslied ausgeführt, bei dem das Baby auf Ihrem Schoß sitzt und Sie seine Hände führen.

„Spul das Garn auf ... Spul das Garn auf (mit einer kreisförmigen Wickelbewegungen)
Zieh ... zieh (Arme weit nach außen strecken)
Klatsche ... klatsche ... Händchen!“ (Hände zum Klatschen zusammenführen)

(Wiederholen.)

„Hoch zur Decke (eine Hand nach oben führen)
Runter zum Boden (eine Hand nach unten führen)
Hin zum Fenster (eine Hand nach rechts)
Hin zur Tür!“ (eine Hand nach links)

„Spul das Garn auf ... Spul das Garn auf (mit einer kreisförmigen Wickelbewegungen)
Zieh ...zieh (Arme weit nach außen strecken)
Klatsche ... klatsche ...Händchen!“ (Hände zum Klatschen zusammenführen)

Rücken dehnen

Folgende Übungen stärken die Rückenmuskulatur Ihres Babys, die es zum Krabbeln braucht. Zudem werden der Darmtrakt stimuliert und die Atmung gefördert. Wählen Sie als Ausgangsposition eine aufrechte Sitzhaltung mit geradem Rücken und nach vorn ausgestreckten Beinen – wenn Sie wollen auf einem Kissen.

HINWEIS Falls Sie sich dann sicherer fühlen, können Sie als Unterlage eine weiche Decke o. Ä. wählen.

Die Achterbahn ▼

1 Legen Sie Ihr Baby bäuchlings auf Ihre Beine. Es soll bequem liegen und genügend Halt haben. Umfassen Sie dazu mit einer Hand seine Fußknöchel und legen Sie die andere Hand auf seine obere Rückenpartie.

2 Heben Sie Ihr Bein unter dem Unterleib des Babys so an, dass seine Füße höher liegen als sein Kopf.

3 Senken Sie das Bein wieder und heben Sie das andere so an, dass die Brust des Babys höher liegt als der Bauch. Wippen Sie das Baby rhythmisch auf und ab. Achten Sie darauf, dass es stets genügend Halt hat.

4 Wiederholen Sie die Übung und heben Sie die Beine immer höher an, solange Ihr Baby Spaß daran hat.

1

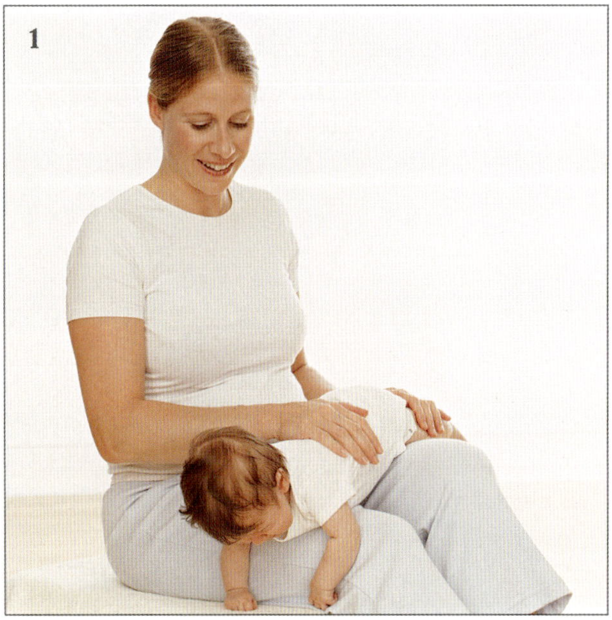

2

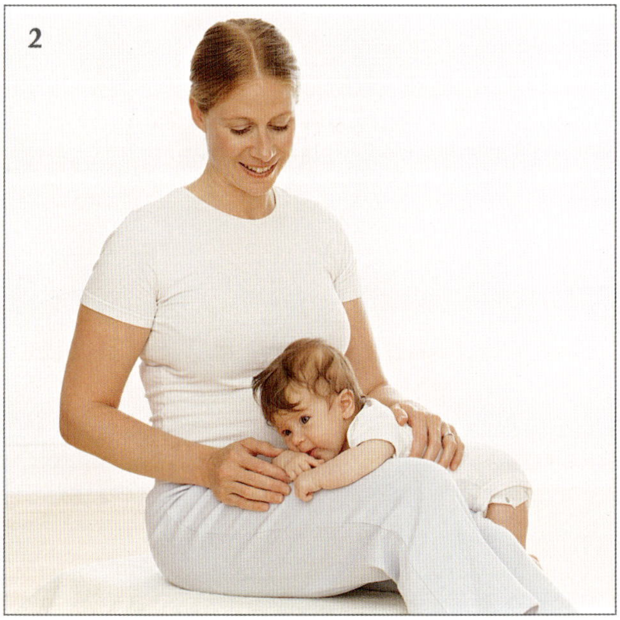

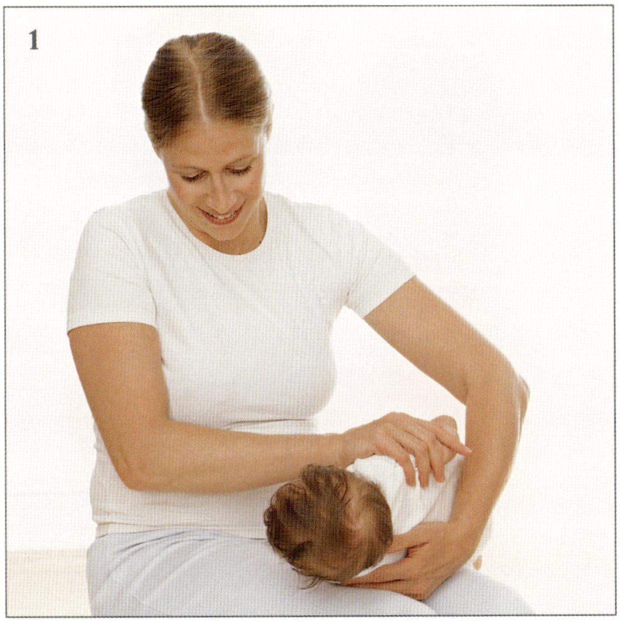

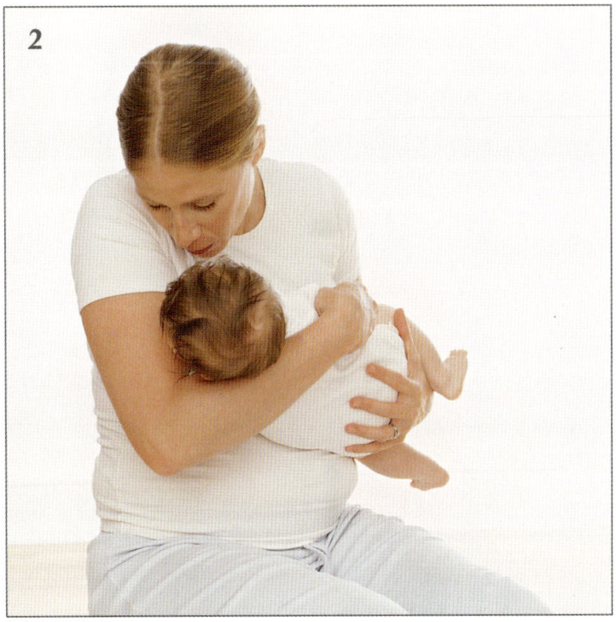

Seitliches Rollen ▲

Die Übung bereitet Ihr Baby auf das Krabbeln vor. Es kann den Körper dehnen und zugleich Spaß haben.

1 Legen Sie Ihr Baby bäuchlings auf Ihre Beine, halten Sie sanft seine Arme eng am Rumpf, und lassen Sie es Ihre Beine hinabrollen.

2 Wenn Ihr Baby Ihre Knie erreicht hat, rollen Sie es wieder herauf, und geben Sie ihm einen dicken Kuss.

HINWEIS Beachten Sie hier besonders die Reaktion des Babys. Äußert es Unmut, brechen Sie sofort ab.

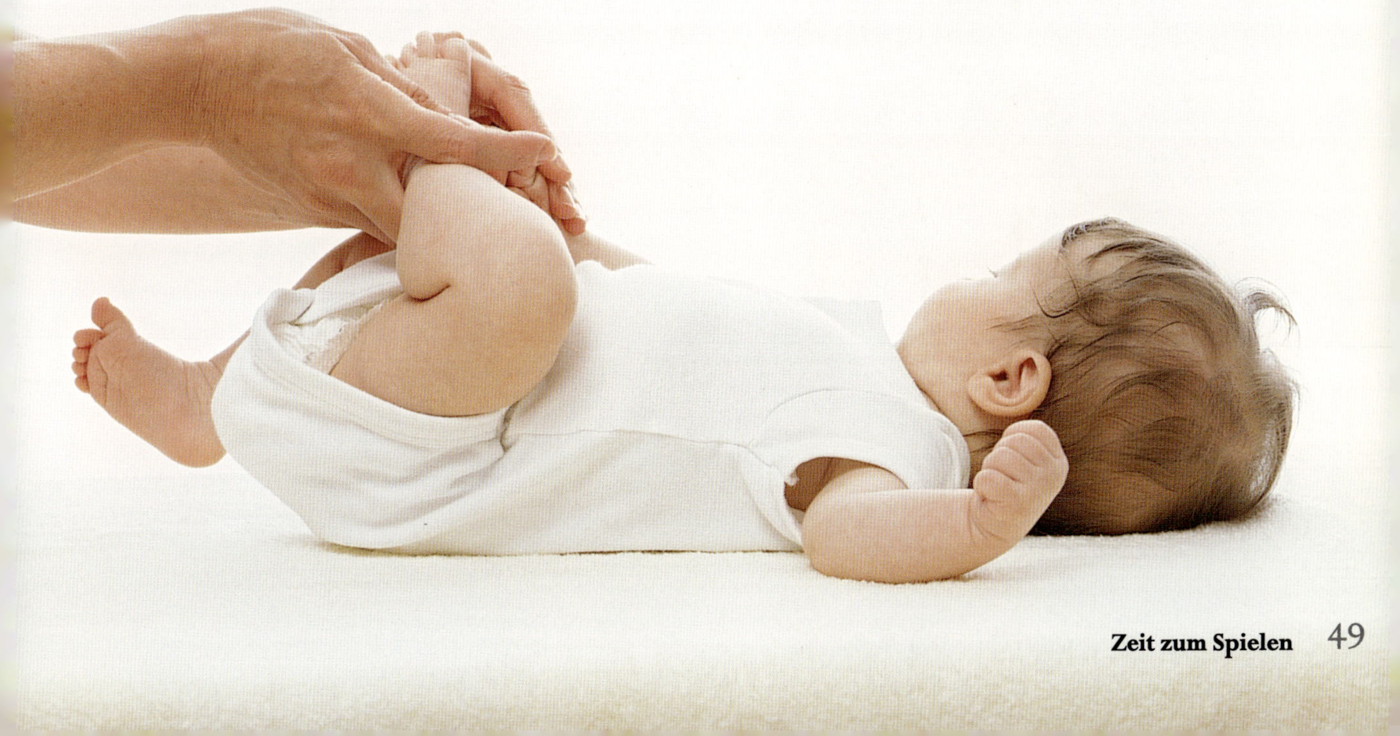

Wippendes Balancieren ▸

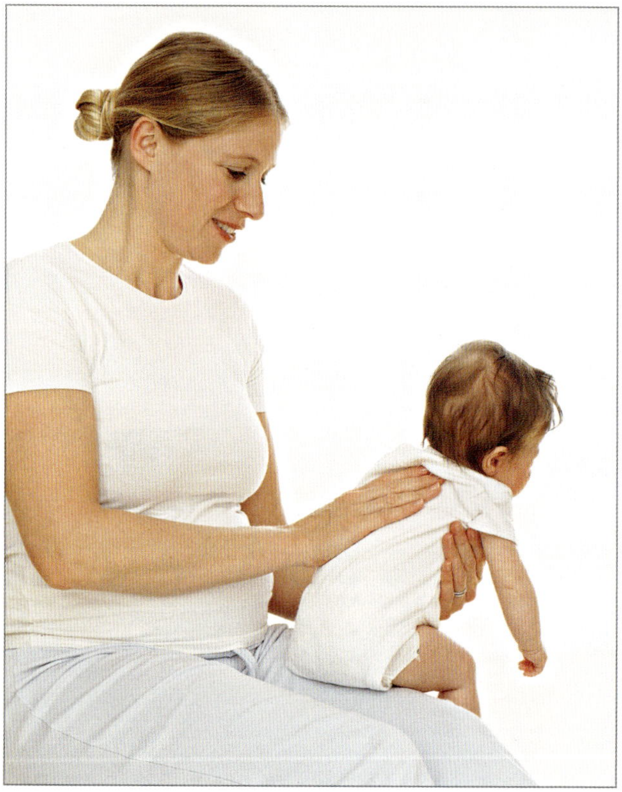

Das traditionelle Yoga beinhaltet zahlreiche Balanceübungen. Dabei werden die Bein- und Rückenmuskulatur gedehnt und das Finden der „inneren Mitte" erleichtert. Zudem wird das Nervensystem Ihres Babys Nutzen aus den sanften Übungen ziehen.

1 Nehmen Sie eine Sitzposition mit nach vorn gestreckten Beinen ein und setzen Sie Ihr Baby zur Seite blickend auf Ihren Schoß. Unterstützen Sie mit einer Hand seine Brust und mit der anderen seinen Rücken.

2 Erzeugen Sie eine Wippbewegung, indem Sie Ihr Baby sanft vor- und zurückschaukeln.

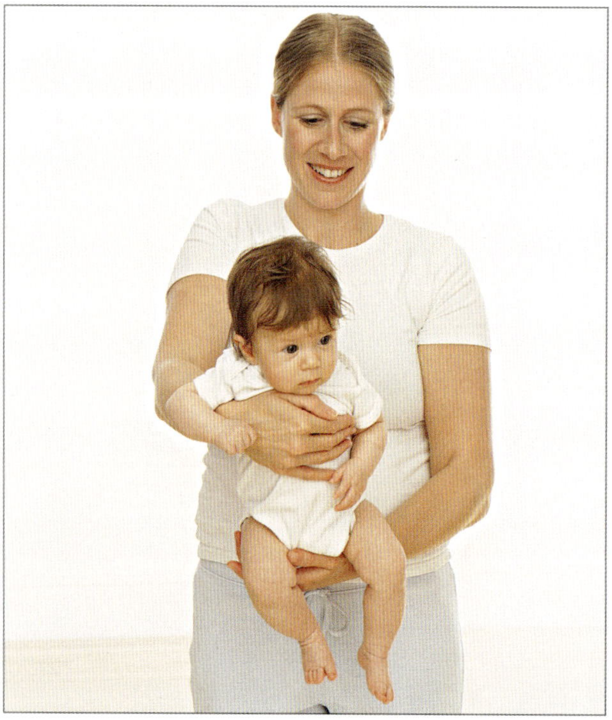

◂ Sitzendes Balancieren

Diese Übung verlangt Ihrem Baby etwas mehr ab als die vorige und kräftigt v. a. seine Wirbelsäule. Aus Sicherheitsgründen können Sie die Übung sitzend auf dem Bett oder auf einer weichen Unterlage ausführen.

1 Halten Sie mit einer Hand den Po Ihres Babys wie einen Sitz und stabilisieren Sie mit der anderen seine Brust, sodass es stabil sitzt.

2 Wenn Sie sich beide sicher genug fühlen, lösen Sie für einige Sekunden den Kontakt der Hand an der Brust Ihres Babys, sodass es selbst sein Gleichgewicht halten kann.

3 Wiederholen Sie die Übung mehrere Male.

In Sitzposition „fallen lassen“

Hierbei handelt es sich um eine dynamischere Variante der Übung auf Seite 38. Sollte sich Ihr Baby dabei unwohl fühlen, bleiben Sie vorerst bei der alten Version.

1 Geben Sie – selber stehend – Ihrem Baby, dessen Rücken an Ihrer Brust ruht, mit Ihrer kräftigeren Hand unter seinem Po und mit der anderen Hand vor seiner Brust Halt.

2 Atmen Sie in dieser Position tief ein. Gehen Sie dann während des Ausatmens schwungvoll, aber nicht übertrieben in die Knie, sodass Ihr Baby ein leichtes Absacken spürt. Wiederholen Sie die Übung mehrere Male. Beginnen Sie sanft und werden Sie schwungvoller, wenn Ihr Baby Spaß daran hat.

Versuchen Sie es mit dem folgenden Lied: Immer wenn der Frosch „quakt“, gehen Sie leicht in die Knie.

Ich bin ein kleiner Frosch und mache – aufrecht stehen
quak ... quak – in die Knie gehen

Ich bin ein kleiner Frosch und mache – aufrecht stehen
quak ... quak ... quak – mit jedem Mal
quak ... quak ... quak etwas mehr in
die Knie gehen

Hochheben und Absenken ▸

Diese Übung stärkt Ihre Armmuskulatur und bereitet Ihrem Baby viel Freude.

1 Wählen Sie eine aufrechte Sitzposition, setzen Sie Ihr Baby auf den Schoß und fassen Sie mit Ihren Hände unter seine Achseln.

2 Atmen Sie ein und heben Sie Ihr Baby in die Höhe; atmen Sie aus und lassen Sie es wieder sinken.

3 Wiederholen Sie die Übung mehrere Male.

HINWEIS Machen Sie diese Übung singend vor dem Spiegel. Ihr Baby wird seine Freude daran haben, sich selbst zu sehen und Sie singen zu hören.

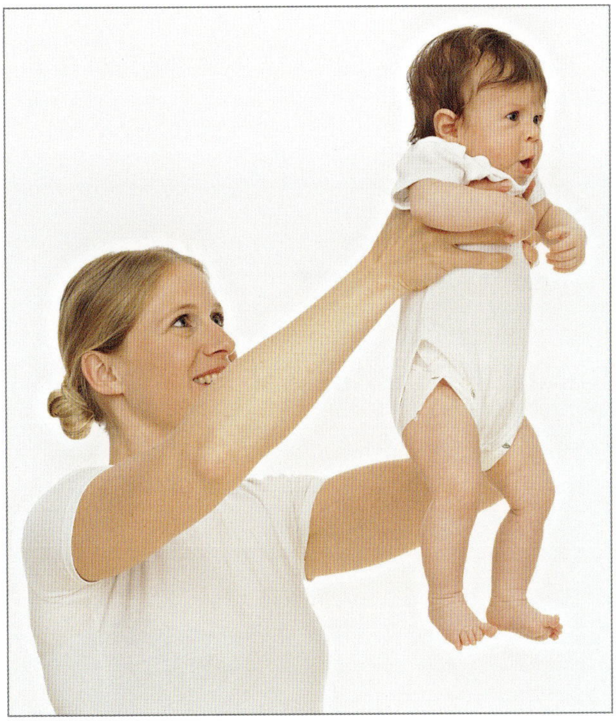

Im Liegen

Die folgenden Übungen machen Ihnen und Ihrem Baby nicht nur Spaß, sondern stärken auch Ihre Bauchmuskeln. Überanstrengen Sie sich aber nicht und hören Sie beim ersten Anzeichen von Schmerz auf.

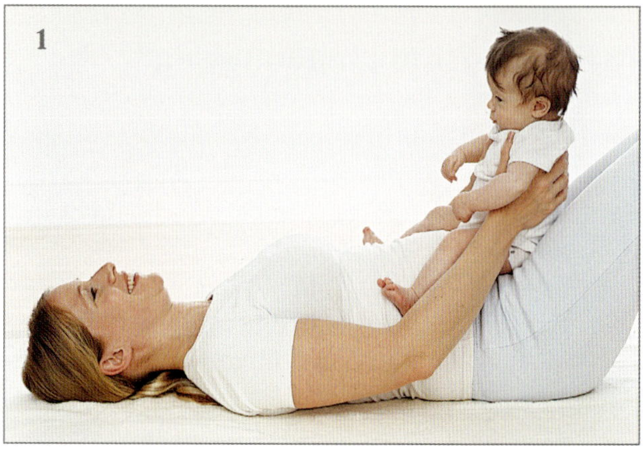

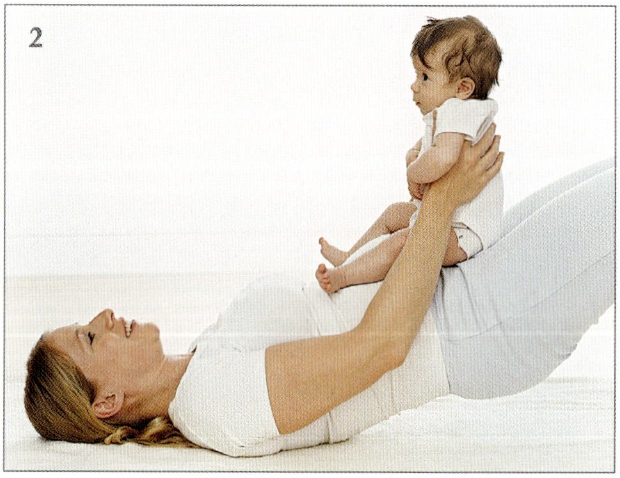

Kleine Brücke ▸

Diese Übung strafft Ihre Bauchmuskeln und kräftigt die hintere Beinmuskulatur.

1 Legen Sie sich mit angewinkelten Knien auf den Rücken. Setzen Sie das Baby auf Ihr Becken, wobei sein Rücken durch Ihre Oberschenkel gestützt wird. Zusätzlich halten Sie es unter seinen Achseln.

2 Atmen Sie ein und heben Sie langsam Ihr Becken; die Schultern bleiben unten. Beim Ausatmen senken Sie Ihr Becken wieder. Wiederholen Sie dies mehrmals.

3 Sie können zusätzlich Ihre Beckenbodenmuskulatur trainieren, indem Sie beim Anheben des Beckens den Beckenboden anspannen. Senken Sie beim Ausatmen Ihr Becken und entspannen Sie den Beckenboden.

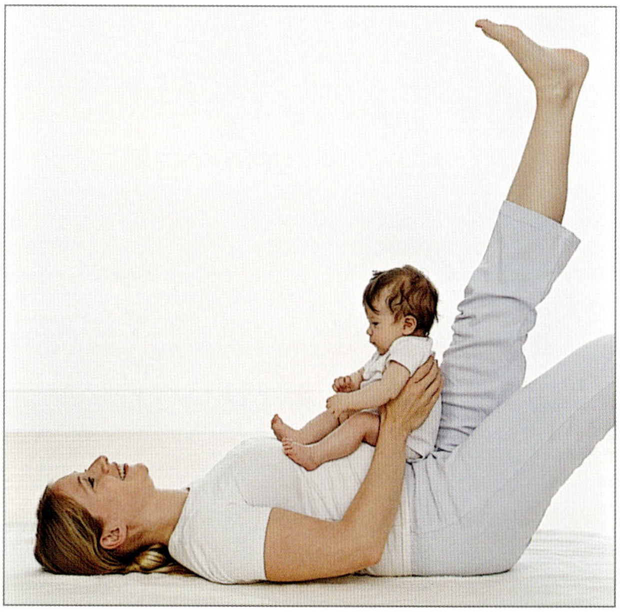

Beinheben im Wechsel ▸

1 Legen Sie sich mit angewinkelten Beinen auf den Boden. Stützen Sie das Baby wie zuvor mit Ihren Oberschenkeln und Händen.

2 Strecken Sie, während Sie einatmen, ein Bein langsam in die Luft, die Fußsohle Richtung Decke, während das andere angewinkelt bleibt.

3 Senken Sie beim Ausatmen das Bein wieder ab und wiederholen Sie die Übung mehrere Male mit beiden Beinen.

HINWEIS Brechen Sie bei Schmerzen sofort ab.

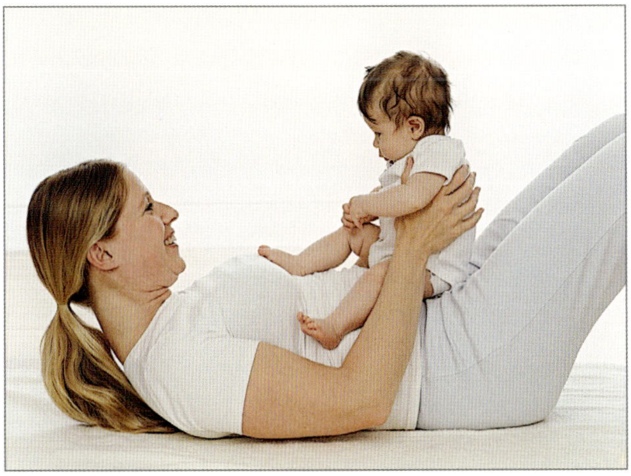

◂ Kleines Boot

Für diese Übung brauchen Sie kräftige Bauchmuskeln. Wenn es Ihnen zu anstrengend wird, verschieben Sie sie auf ein andermal.

1 Legen Sie sich mit angewinkelten Knien auf den Rücken. Stellen Sie beide Füße ganz auf den Boden. Setzen Sie das Baby auf Ihr Becken und geben Sie ihm wie zuvor sicheren Halt.

2 Atmen Sie ein, heben Sie Kopf und Schultern leicht vom Boden und schauen Sie Ihr Baby an. Konzentrieren Sie sich darauf, Ihren Bauchnabel in Richtung Wirbelsäule zu ziehen.

3 Lassen Sie beim Ausatmen Kopf und Schultern wieder auf den Boden sinken.

4 Wiederholen Sie die Übung, solange Sie sich dabei nicht überanstrengt fühlen.

HINWEIS Sie sollten auf keinen Fall Ihren Nacken überanstrengen. Halten Sie die Position nicht, sondern heben und senken Sie Ihren Kopf in einer flüssigen Bewegung, ohne das Atmen zu vergessen!

Flieg, Baby, flieg! ▸

Auch diese Übung stärkt Ihre Bauchmuskeln, während Ihr Baby Spaß daran hat, Sie zu beobachten. Machen Sie die Übung nicht, wenn es gerade gegessen hat.

1 Legen Sie sich auf den Rücken und das Baby auf Ihren Bauch. Ziehen Sie Ihre Beine an und legen Sie das Baby – sein Gesicht Ihnen zugewandt – auf Ihre Schienbeine. Halten Sie es dabei mit beiden Händen.

2 Atmen Sie ein, ziehen Sie – das Baby mit den Händen sichernd – die Knie langsam an und Ihren Bauch Richtung Wirbelsäule. Beim Ausatmen strecken Sie Ihre Beine wieder. Wiederholen Sie die Übung, solange Sie sich dabei nicht überanstrengen.

3 Heben Sie das Baby vorsichtig von Ihren Beinen, stellen Sie die Füße auf den Boden und legen Sie das Baby auf Ihren Bauch, um gemeinsam zu entspannen.

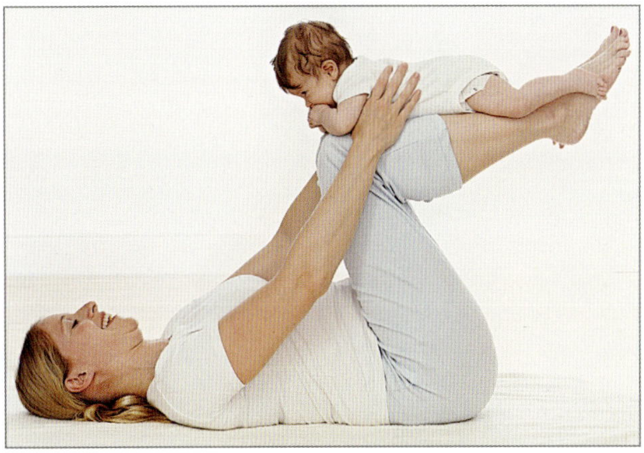

HINWEIS Ist es schwierig für Sie, das Baby auf Ihre Schienbeine zu heben, bitten Sie jemanden um Hilfe!

Wenn das Baby quengelt

In diesem Alter leiden Babys für gewöhnlich nicht mehr an Koliken, bekommen aber bereits ihre ersten Zähne. Die folgenden Übungen helfen beim Trösten.

Tröstend im Arm halten ▸

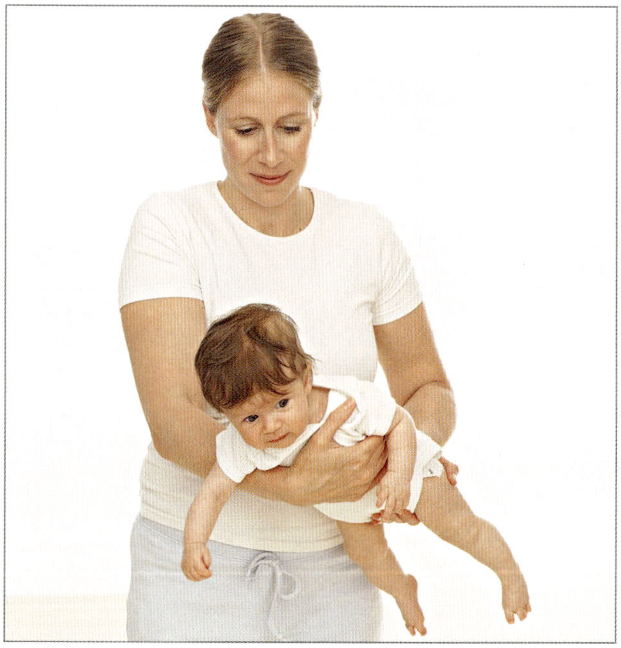

1 Legen Sie Ihren stärkeren Arm unter die Brust des Babys, die andere Hand unter seinen Po.

2 Drehen Sie – ohne Ihre Hand zwischen den Beinen wegzuziehen – Ihr Baby seitwärts, sodass seine Wirbelsäule entlang Ihres Brustkorbs gedehnt wird und Ihr anderer Arm weiterhin seine Brust stützt.

3 Schieben Sie Ihre Hand so unter dem Po des Babys durch, dass Sie den Bauch massieren können, während Sie es herumtragen. Atmen Sie ruhig und tief.

HINWEIS Kann Ihr Baby seinen Kopf noch nicht kontrolliert bewegen, stützen Sie ihn in Ihrer Armbeuge.

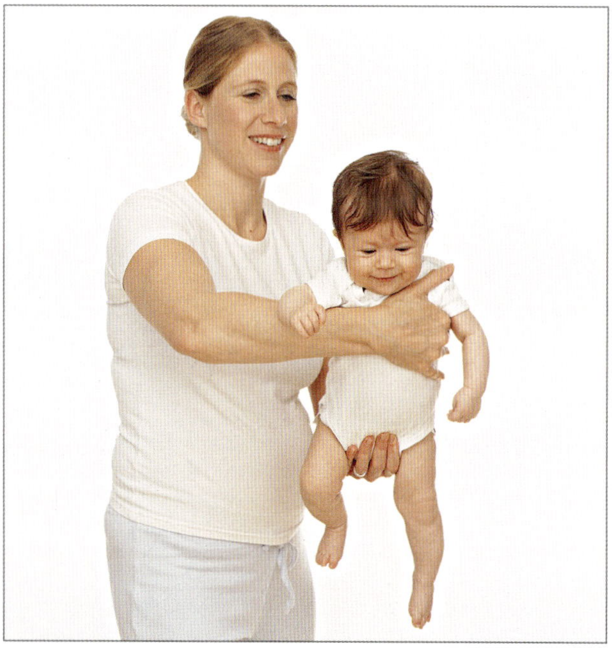

◂ Hin-und-Herwiegen im Stehen

Hierbei handelt es sich um eine dynamische Art, Ihr Baby zu beruhigen. Prüfen Sie also zuvor, ob es nicht lieber eine ruhigere Übungsform bevorzugt.

1 Schieben Sie Ihrem bäuchlings auf dem Boden liegenden Baby Ihre kräftigere Hand unter seinen Po und Ihren anderen Arm unter seine Brust.

2 Stellen Sie vorsichtig ein Bein vor und beginnen Sie, Ihr Baby rhythmisch hin und her zu schwingen.

3 Wiederholen Sie die Übung einige Male. Stellen Sie dabei sicher, dass Sie beim Schwingen des Babys Ihre Schultern entspannen und Ihre Knie locker beugen, um Ihren Rücken zu entlasten.

Im Sitzen meditieren ▸

Zeigen Sie Ihrem Baby, wie man sich ein paar Augenblicke der Entspannung gönnt, in denen man seine leeren Akkus mit neuer Energie auflädt. Sicher braucht es seine Zeit, bis auch Ihr Kind gelernt hat, sich gezielt zu entspannen, also geben Sie nicht auf.

1 Nehmen Sie eine bequeme Sitzposition ein, mit dem Baby auf Ihrem Schoß oder neben Ihnen liegend.

2 Atmen Sie zwei- oder dreimal jeweils mit einem „Haaaa" tief aus, um alle Spannungen zu lösen.

3 Lockern Sie Ihre Schultern und stellen Sie sicher, dass auch Ihre Kiefermuskulatur völlig entspannt ist.

4 Entspannen Sie sich nun ganz und gar. Falls Sie nicht die Augen schließen können oder wollen, konzentrieren Sie sich auf einen Punkt vor Ihnen.

5 Nehmen Sie Ihren Atem bewusst wahr und verlangsamen Sie ihn auf tiefe, ruhige Züge.

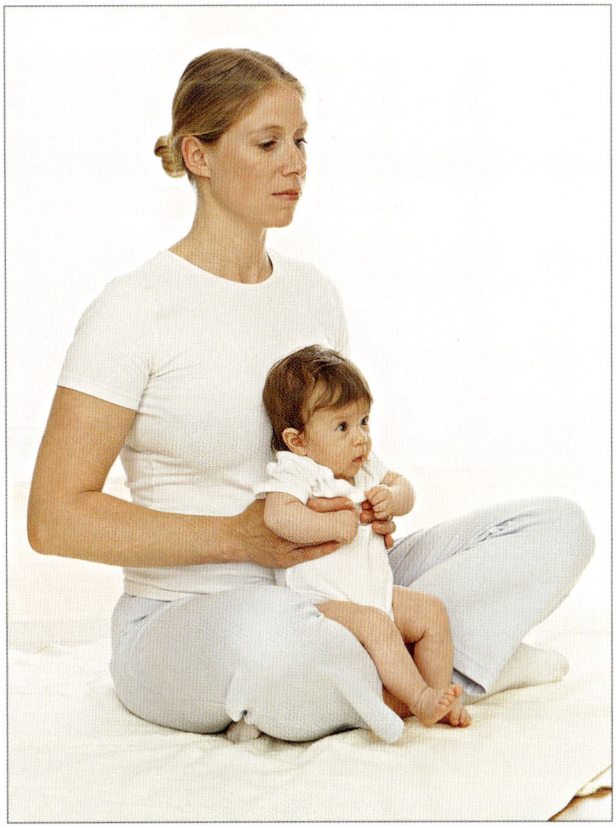

Im Liegen entspannen

Wenn Sie regelmäßig zusammen mit Ihrem Baby Entspannungsübungen im Liegen durchführen, werden Sie in aller Ruhe Ihre Nähe zueinander vertiefen und noch intensiver genießen.

1 Legen Sie sich mit angewinkelten Beinen auf den Boden. Sie können Ihr Baby gegen Ihre Oberschenkel lehnen oder neben sich legen.

2 Sollten Sie unruhig sein, bauen Sie zunächst eine starke Spannung in Ihrem Körper auf: Atmen Sie ein und ballen Sie die Fäuste, verziehen Sie das Gesicht zu einer Grimasse und ziehen Sie die Zehen fest an. Versuchen Sie dann, beim Ausatmen die aufgebaute Spannung völlig zu lösen.

3 Reden Sie sanft mit Ihrem Baby, oder singen Sie ihm etwas vor, falls es nörgelig ist. Nehmen Sie es dann sanft, aber bestimmt in den Arm.

4 Schließen und entspannen Sie Ihre Augen, lockern Sie Ihre Gesichts- und Kiefermuskulatur. Werden Sie sich Ihrer Atmung bewusst, ohne sie zu ändern. Konzentrieren Sie sich auch auf die Atmung Ihres Babys. Finden Sie innere Ruhe, indem Sie sich von allen Umwelteinflüssen frei machen, und genießen Sie es, dass Sie sich mehr und mehr entspannen.

HINWEIS Ist Ihr Baby noch unruhig, versuchen Sie es mit dem „Tönenden Wandeln" (Seite 39), um es zu besänftigen und selbst alle Spannungen zu lösen.

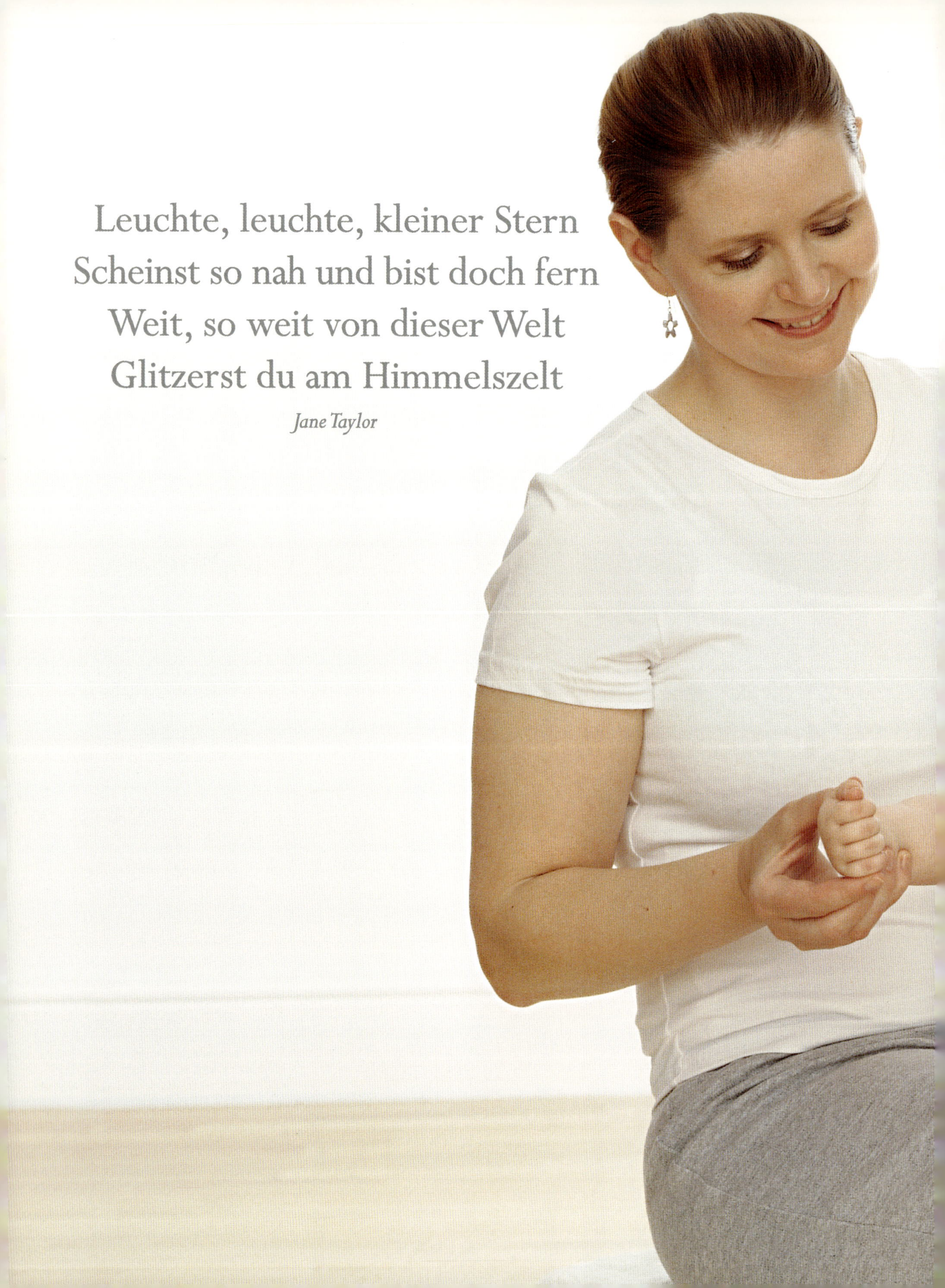

Leuchte, leuchte, kleiner Stern
Scheinst so nah und bist doch fern
Weit, so weit von dieser Welt
Glitzerst du am Himmelszelt

Jane Taylor

Übungen im Alter von sechs bis neun Monaten

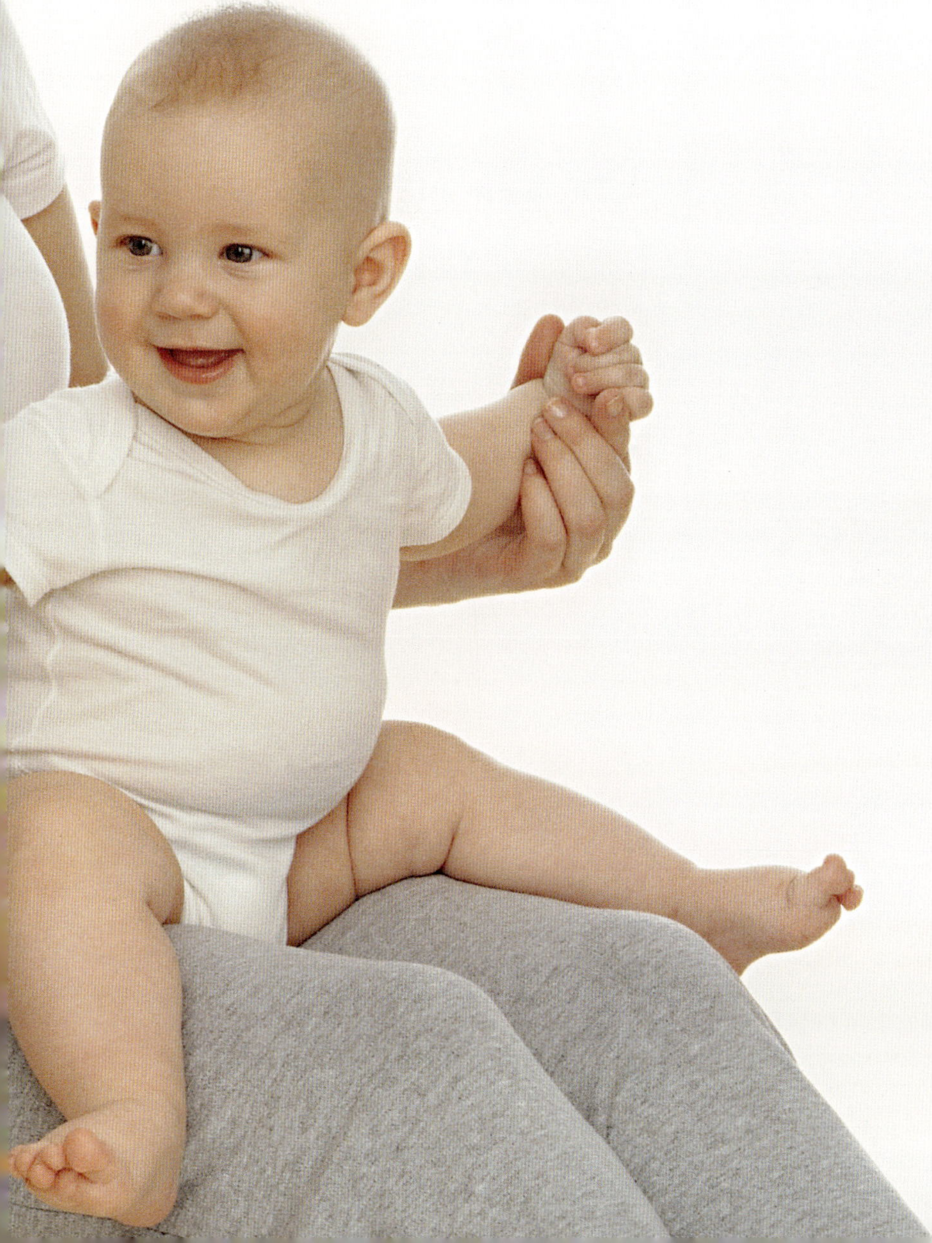

Im Alter von sechs bis neun Monaten

Ihr Baby ist nun größer und freut sich über mehr Bewegung. Da Sie den Mittelpunkt seiner Welt darstellen, freut es sich besonders darüber, wenn Sie singen und mit ihm spielen. Ihr Baby beginnt nun, aufrecht zu sitzen und zu krabbeln. Und das wird es Ihnen bei jeder Yoga-Einheit zeigen wollen.

VOR BEGINN DER ÜBUNGEN – zur Erinnerung

1. Entspannen, sammeln und dehnen Sie sich.
2. Bereiten Sie Ihre Sitzfäche für die Übungen vor.
3. Überprüfen Sie Ihre Haltung.
4. Nehmen Sie Kontakt zu Ihrem Baby auf.
5. Beginnen Sie mit dem Aufwärmprogramm. Fahren Sie mit Übungen fort, die dem Alter und Befinden Ihres Kindes entsprechen.

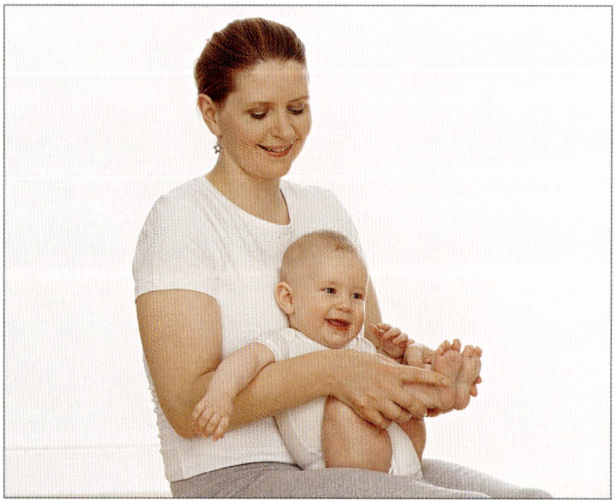

Geöffnete und geschlossene Beine ▸

1. In derselben Position umfassen Sie sanft die Fußknöchel Ihres Babys. Öffnen und schließen Sie die Beine.
2. Sie können das Ganze amüsanter gestalten, wenn Sie *„Öffnen … und … schließen“* sagen und die Fußsohlen Ihres Babys beim Schließen zusammenführen.

Zeit zum Aufwachen

Kontaktaufnahme – siehe Seite 26

Sanfte Massage ohne Öl – siehe Seite 26–29

Ihr Baby kann bei den folgenden Übungen auf Ihrem Schoß sitzen. Es wird ihm gefallen, dabei seine Umwelt wahrnehmen zu können. Und je mehr Sie die Übungen rhythmisch, lustig und mit Liedern gestalten, desto mehr wird Ihr Kind davon profitieren.

◂ Die Knie an den Bauch

1. Ihr Baby lehnt sich sitzend mit dem Rücken gegen Sie und Sie ziehen seine Knie sanft an seinen Bauch.
2. Strecken Sie seine Beine ebenso sanft und wiederholen Sie die Übung einige Male.

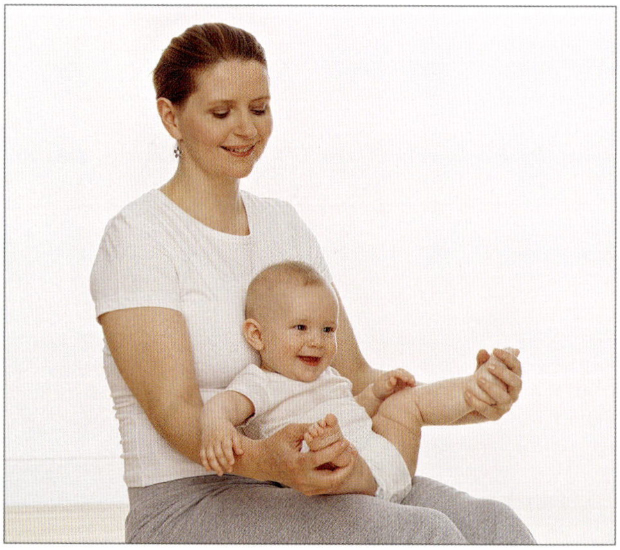

Beine kreuzen ▼

1 Machen Sie weiter wie zuvor, aber kreuzen Sie diesmal die Beine Ihres Babys übereinander.

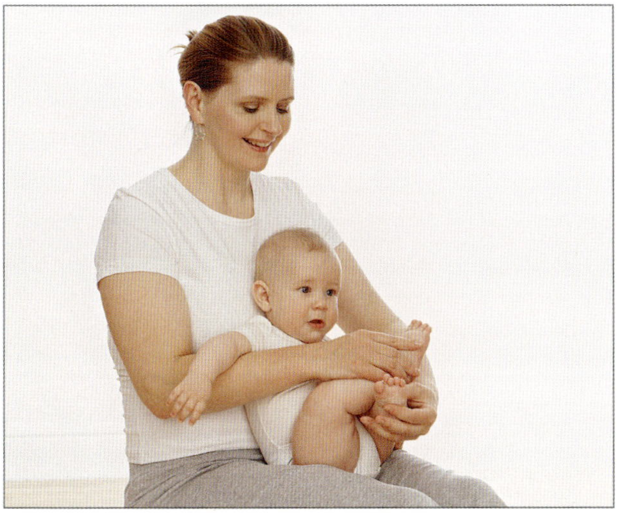

2 Erhöhen Sie den Spaß für Ihr Baby, indem Sie dabei eines seiner Lieblingslieder singen.

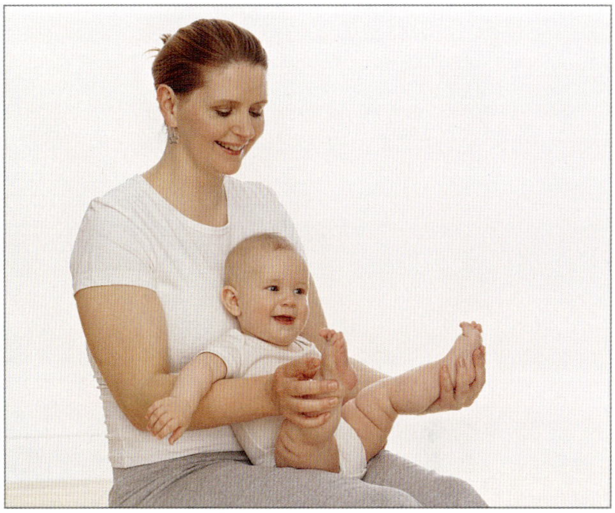

Der kreisende Schmetterling ▸

1 Führen Sie die Fußsohlen Ihres Babys zusammen.

2 Freut sich Ihr Kind über die Übung, bewegen Sie seine noch immer von Ihnen umfassten Füße kreisförmig erst in die eine, dann in die andere Richtung.

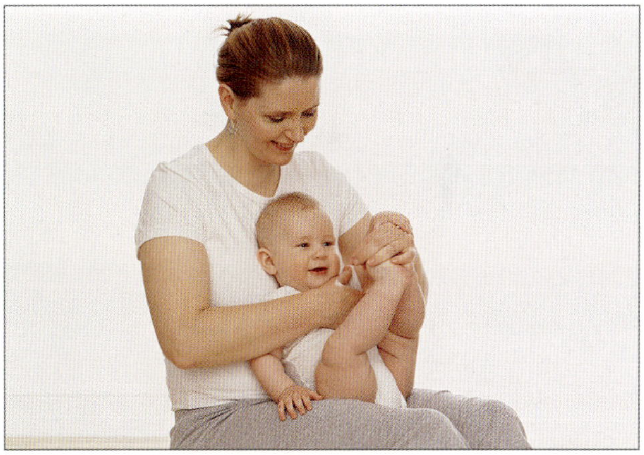

Der halbe Lotussitz

1 Führen Sie sanft einen Fuß Ihres gegen Sie gelehnten Babys an dessen gegenüberliegende Oberschenkelinnenseite.

2 Wiederholen Sie die Übung mit dem anderen Fuß.

3 Wenn Ihr Baby Spaß daran hat, können Sie – ohne Zwang auszuüben – jeweils einen Fuß in Richtung seiner Nase führen. Wiederholen Sie die Übung.

HINWEIS Erzwingen Sie niemals eine Übung. Behalten Sie den Spaß an der Sache und brechen Sie sofort ab, falls Ihr Baby mit Ablehnung reagiert.

Die Welt umarmen ▾

1 Halten Sie die Hände Ihres Babys und öffnen Sie seine Arme ganz. Sagen Sie dabei: *„Hallo, liebe Welt!"*

2 Schließen Sie die Arme Ihres Babys, sodass sie sich vorne kreuzen, und sagen Sie: *„Große Umarmung!"*

1

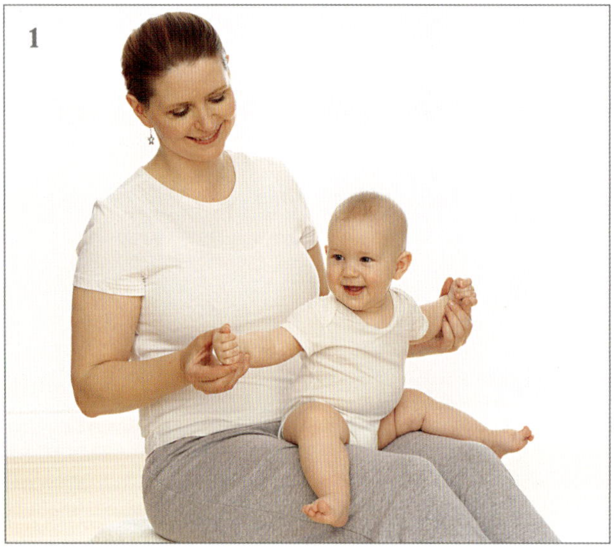

2

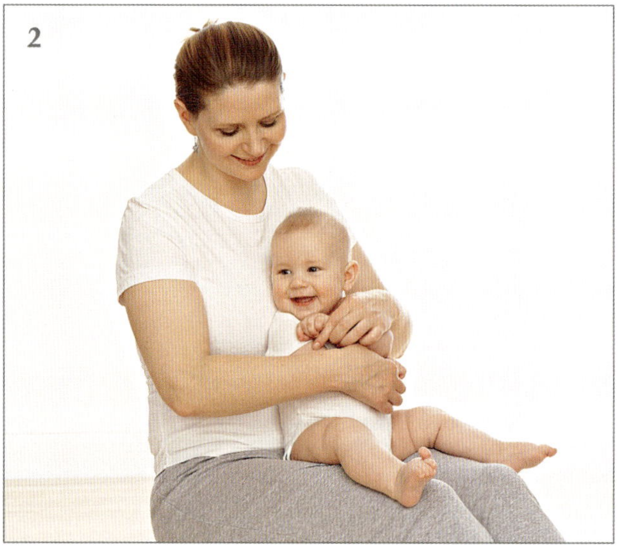

Zeit zum Spielen

Da Ihr Baby nun immer aktiver wird, freut es sich darauf, Ihnen seine neu erlernten Fertigkeiten vorzuführen, z. B. mit Ihrer Unterstützung auf seinen eigenen Füßen zu stehen oder zur Seite zu rollen. Die ersten beiden der nachfolgenden Übungen geben ihm die Gelegenheit dazu.

Wippendes Balancieren zum Stand ▸

1 Setzen Sie sich mit geradem Rücken, ausgestreckten Beinen und dem Baby mit zur Seite gewandtem Gesicht auf Ihren Schoß. Unterstützen Sie es beim Sitzen mit jeweils einer Hand auf Brust und Rücken.

2 Lassen Sie Ihrem Baby genügend Spielraum, sich zwischen Ihren Händen wippend vor- und zurückzubewegen. Falls es sich dabei wohl fühlt, können Sie ihm erlauben, sich mit Ihrer Absicherung bis zum Stand hochzubewegen.

3 Wiederholen Sie die Übung einige Male. Ihr Baby wird mit Freude auf seinen eigenen Füßen stehen.

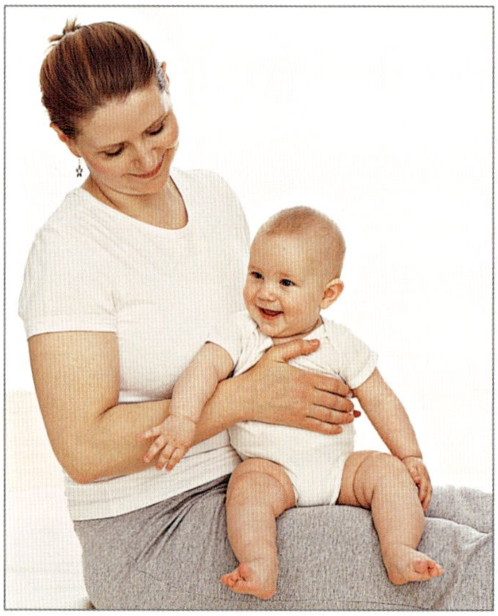

Stehendes Balancieren ▸

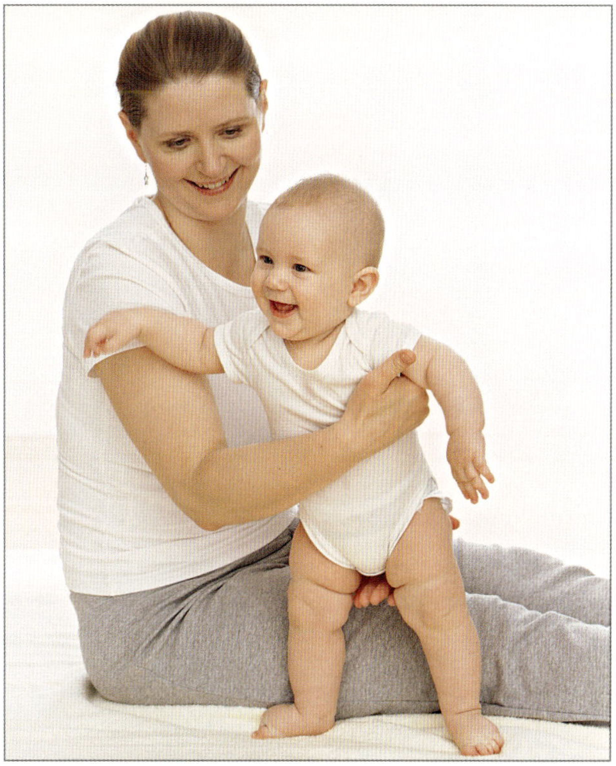

1 Nehmen Sie dieselbe Ausgangsposition wie zuvor beim wippenden Balancieren ein (siehe gegenüberliegende Seite): Legen Sie zur Unterstützung je eine Hand auf Brust und Rücken Ihres Babys.

2 Lassen Sie Ihr Baby sich aufrichten und sein ganzes Gewicht auf Ihren Arm stützen, wenn es das möchte. Unterstützen Sie es dabei sanft mit Ihrer anderen Hand auf seinem Rücken.

3 Falls Ihr Baby das Gleichgewicht halten kann, können Sie Ihre Hand von seinem Rücken entfernen.

HINWEIS Sollten Sie Ihr Baby zusätzlich unterstützen wollen, schieben Sie eine Hand unter seinen Po.

Seitliches Rollen

Siehe hierzu die Übungssequenz in Zeit zum Spielen im Alter von drei bis sechs Monaten auf Seite 49.

Flieg, Baby, flieg!

Siehe hierzu die Übungssequenz in Zeit zum Spielen im Alter von drei bis sechs Monaten auf Seite 53.

Krieger mit Baby

Ein Krieger verfügt sowohl über körperliche als auch über mentale Stärke. Sie und Ihr Baby können gemeinsam in dieser Stellung die Welt aus den Angeln heben!

1 Halten Sie Ihr Baby bequem stehend im Arm und stellen Sie Ihr rechtes Bein vor, das linke zurück. Die linke Ferse sollte dabei vom Körper wegzeigen.

2 Beugen Sie den Oberkörper in Richtung Ihres rechten Fußes nach vorn.

3 Beugen Sie das rechte Knie, setzen Sie Ihr Baby auf die rechte Hüfte und halten Sie es mit beiden Armen.

4 Fühlen Sie sich fit genug, dann halten Sie das Baby nur mit dem rechten Arm, während Sie den linken hoch in die Luft strecken und bis in die Fingerspitzen dehnen. Verweilen Sie einen Augenblick lang so und atmen Sie tief und langsam. Lassen Sie den linken Arm sinken, geben Sie Ihrem Baby einen dicken Kuss und wiederholen Sie alles mit der anderen Seite.

1

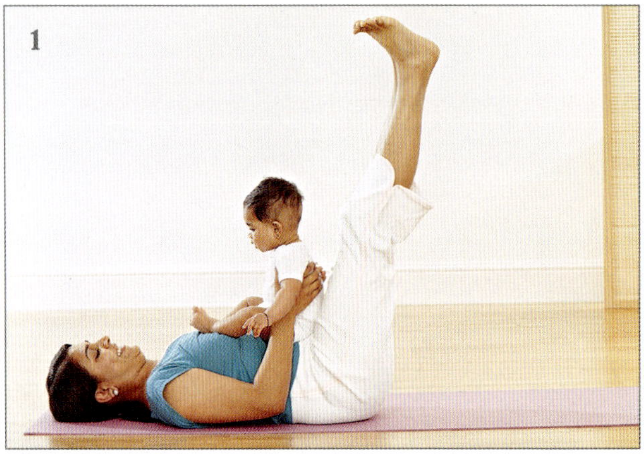

2

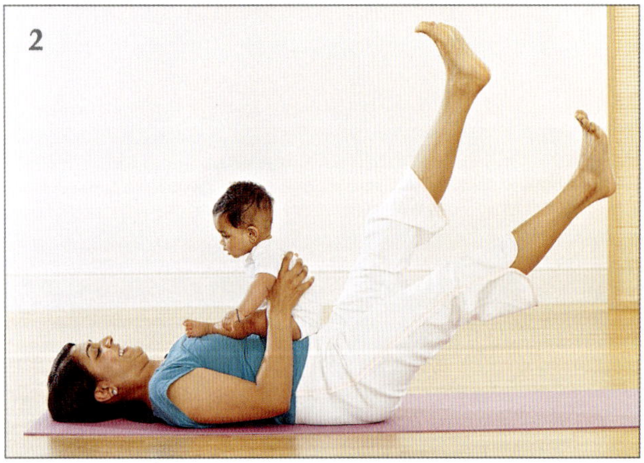

3

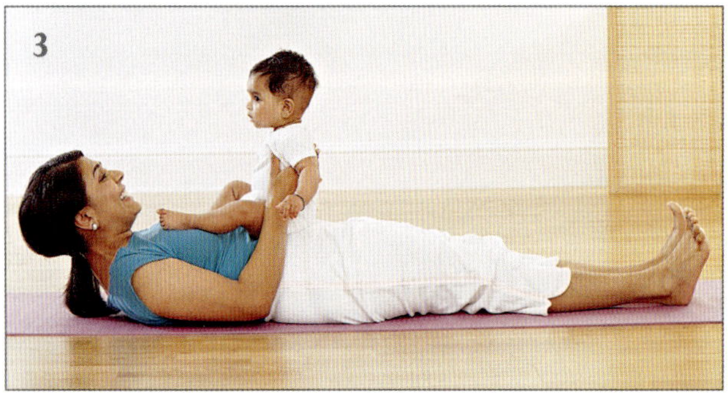

◂ Sich mit Baby in Zeitlupe kräftigen

Diese fließende Bewegungsübung zusammen mit Ihrem Baby trainiert Ihre Bauchmuskeln. Falls Sie allerdings im unteren Rückenbereich unter Schmerzen leiden, sollten Sie auf diese Übung verzichten.

1 Legen Sie sich mit angewinkelten Knien auf den Rücken. Setzen Sie das Baby auf Ihr Becken, Ihre Hände unter seinen Achseln und sein Rücken gegen Ihre Oberschenkel gelehnt. Strecken Sie langsam beide Beine mit angezogenen Zehen hoch in die Luft.

2 Halten Sie beide Beine gestreckt und das linke weiterhin hoch in der Luft, während Sie das rechte langsam zum Boden absenken. Sollten Sie dabei Schmerzen im unteren Rücken verspüren, winkeln Sie die Beine beim Ablegen an, oder beenden Sie die Übung.

3 Legen Sie nun das linke Bein ab, sodass Sie flach auf dem Rücken liegen, Ihre Wirbelsäule fest an den Boden gepresst.

4 Heben Sie beim Einatmen Ihren Oberkörper in eine aufrechte Sitzposition, Ihr Baby weiterhin haltend.

5 Legen Sie Ihr Baby mit dem Rücken auf Ihre Oberschenkel. Atmen Sie ein, um sich dann beim Ausatmen nach vorn zu beugen und Ihrem Baby einen Kuss zu geben. Helfen Sie ihm dann wieder auf und legen Sie sich selbst erneut flach auf den Boden.

6 Winkeln Sie beide Knie an, strecken Sie erneut die Beine hoch in die Luft und wiederholen Sie die ganze Abfolge so fließend wie möglich.

4

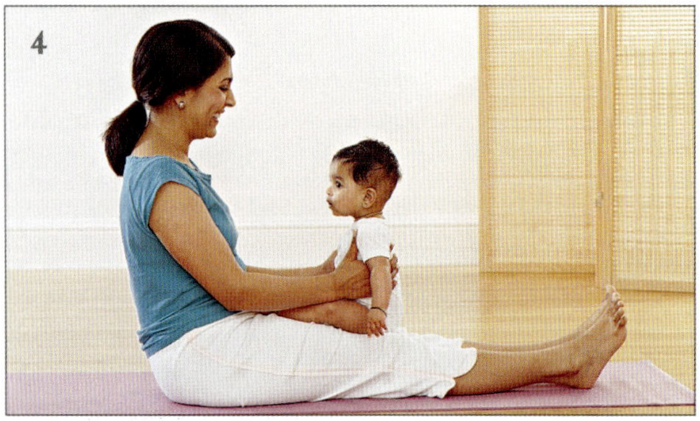

5

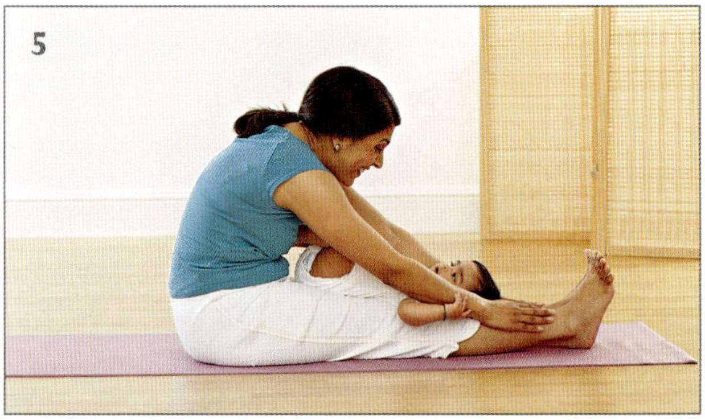

Wenn das Baby quengelt

Einige „Seitenschwünge im Sitzen“ oder ein paar Tanzeinlagen beim „Kräftigenden Gehen“ können bei nörgeligen Babys Wunder wirken. Sollte all das erfolglos bleiben, braucht Ihr Baby vielleicht eher etwas ruhigere Entspannung im Gehen oder Liegen.

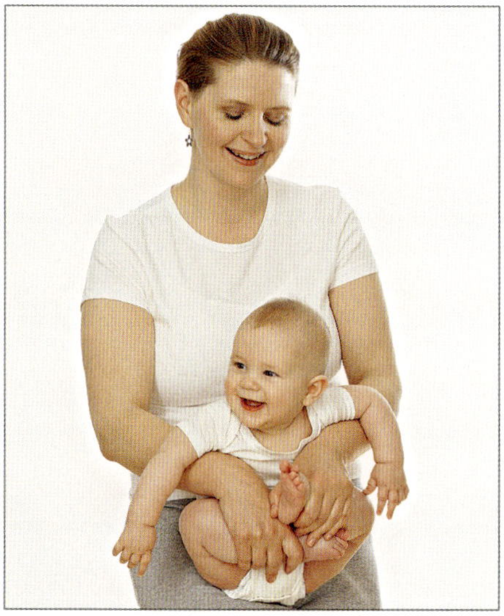

◂ Seitenschwünge im Sitzen

Sobald Ihr Baby ohne Hilfe sitzen kann, können Sie mit dieser Übung die Beweglichkeit seiner Hüfte fördern. Wenn Sie mit dem Bewegungsablauf gut vertraut sind, können Sie die Übung auch im Stehen durchführen.

1 Setzen Sie sich auf Ihre Fersen und das Baby auf Ihren Schoß. Stecken Sie Ihre Armen unter seinen Achseln durch und fassen Sie seine Fußknöchel. Führen Sie seine Fußsohlen zusammen.

2 Während Sie die Füße Ihres Babys fassen, geben ihm Ihre Arme Halt. Beugen Sie es leicht nach vorn und wiegen Sie es nun sanft von einer Seite zur anderen.

Kräftigendes Gehen

1 Halten Sie Ihr Baby auf Taillenhöhe, den Unterarm quer über seinem Bauch und die Hand unter seiner Achsel. Sie können auch jede andere stehende Haltung einnehmen, die bequem und für Ihr Baby sicher ist. Entspannen Sie Kiefer, Schultern und Nacken. Atmen Sie mehrmals langsam und tief ein und aus.

2 Beginnen Sie in einem Ihnen angenehmen Rhythmus herumzugehen. Sie können kleine Zwischenschritte machen oder sogar ein wenig tänzeln, falls Sie und Ihr Baby an der ungezwungenen Bewegung Spaß haben. Genießen Sie den Kontrast zwischen Innehalten und Bewegen, aus dem Sie neue Energien schöpfen können.

Beruhigendes Gehen für ältere Babys

1 Halten Sie Ihr Baby auf Taillenhöhe (siehe oben) und beginnen Sie langsam zu gehen.

2 Ziehen Sie Ihre Schultern beim Einatmen hoch und lassen Sie sie beim Ausatmen wieder sinken. Bewegen Sie Ihren Kopf locker hin und her, um Ihren Nacken zu entspannen. Auch Ihr Kiefer sollte unverkrampft sein, sodass sich Ihre Zunge frei im Mundraum bewegen kann. Atmen Sie einige Male tief mit einem „Haaa“ aus. Befreien Sie Ihren Geist und nehmen Sie sich selbst und Ihr Baby bewusst wahr.

3 Passen Sie Ihre Ganggeschwindigkeit Ihrem Atemtempo an und entspannen Sie sich dabei.

Hin-und-her-Schwingen im Stehen

Siehe hierzu die Übung in WENN DAS BABY QUENGELT im Alter von drei bis sechs Monaten auf Seite 54.

Im Liegen entspannen

Siehe hierzu die Übung in WENN DAS BABY QUENGELT im Alter von drei bis sechs Monaten auf Seite 55.

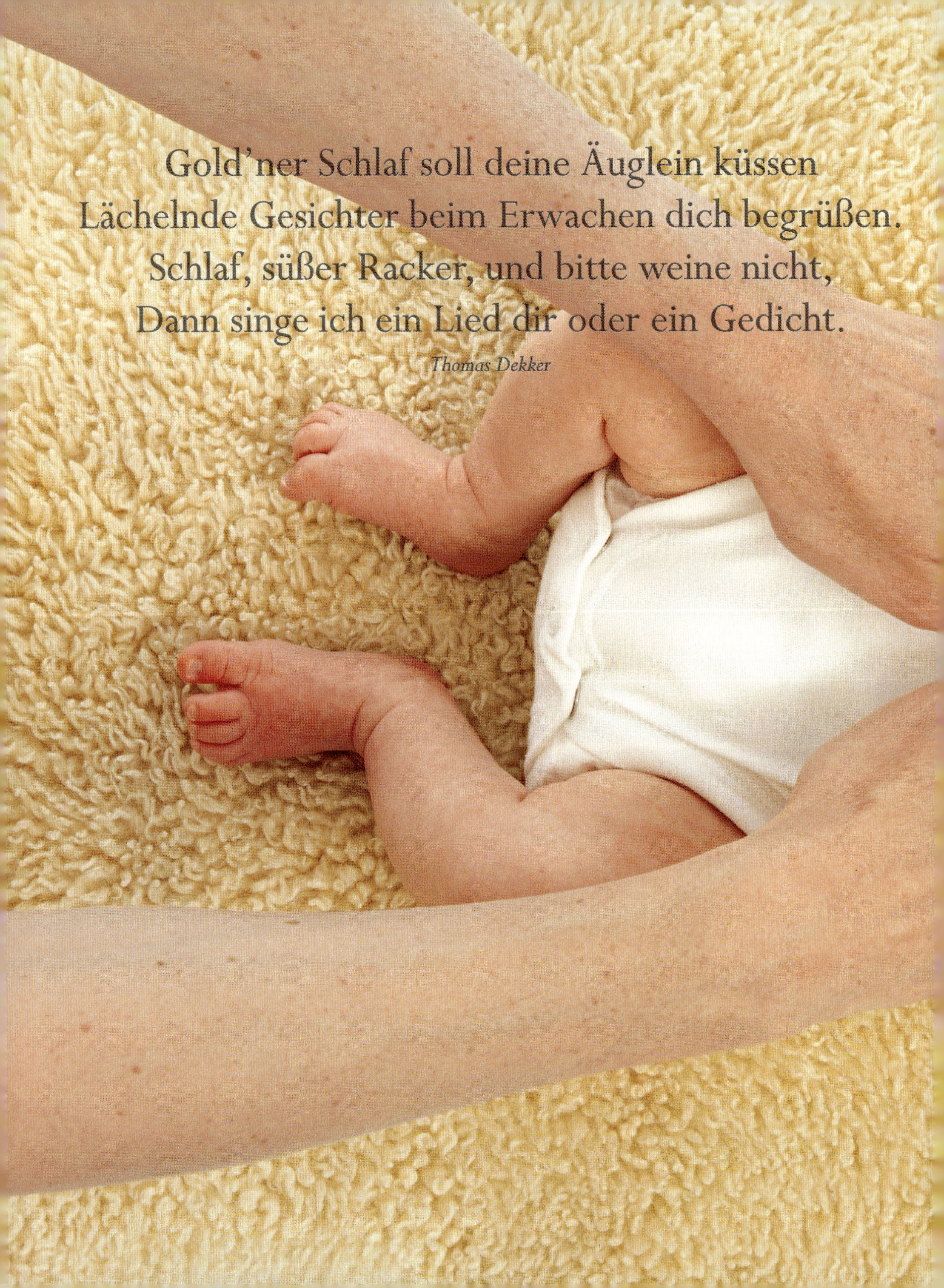

Gold'ner Schlaf soll deine Äuglein küssen
Lächelnde Gesichter beim Erwachen dich begrüßen.
Schlaf, süßer Racker, und bitte weine nicht,
Dann singe ich ein Lied dir oder ein Gedicht.

Thomas Dekker

Zur Ruhe kommen

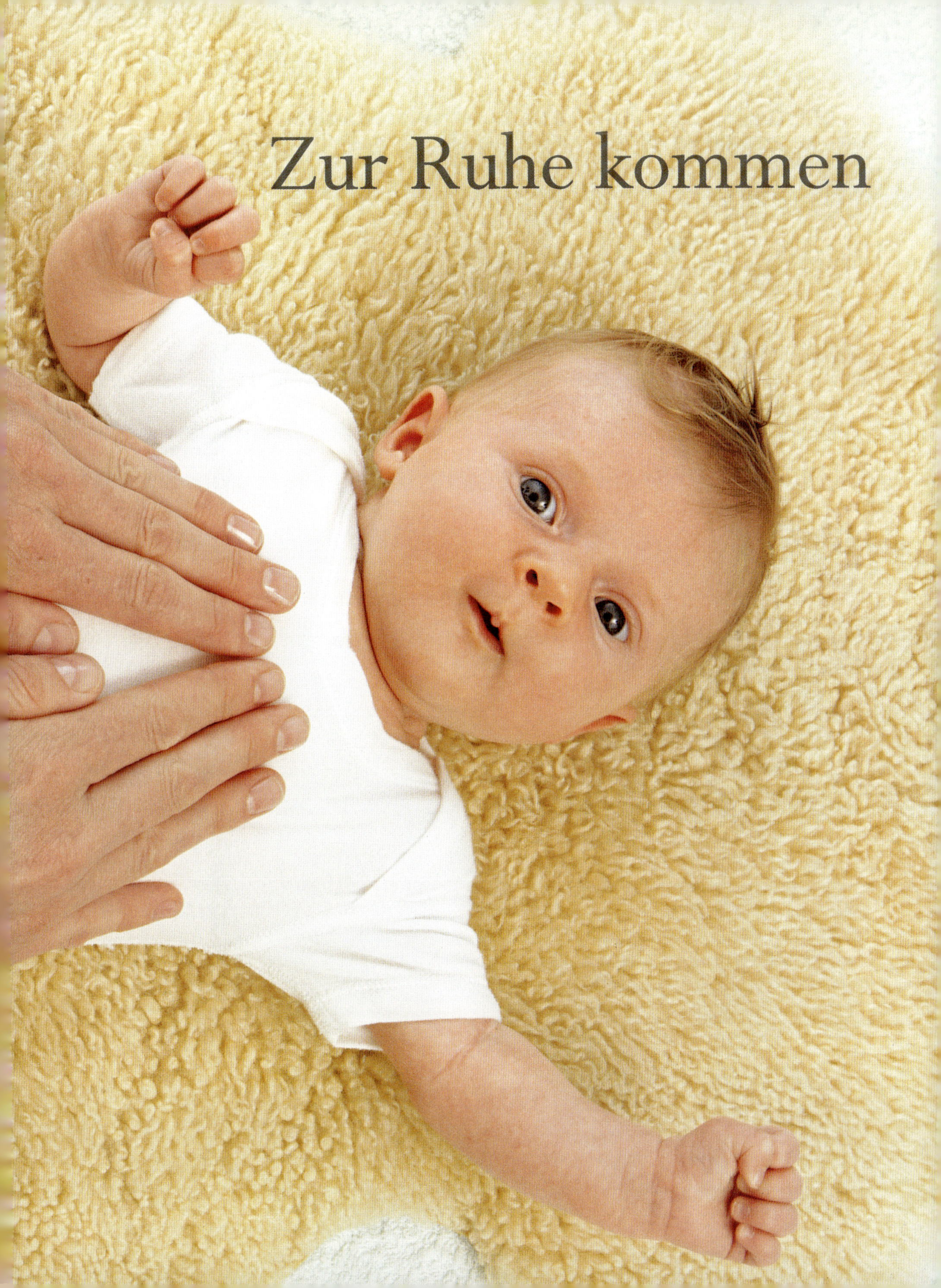

Wohltuende Massagetechniken

Eine Ganzkörpermassage mit Öl ist eine wirkungsvolle Technik, um Ihr Baby zur Ruhe kommen zu lassen. Beginnen Sie wie bei den AUFWÄRMÜBUNGEN (siehe Seite 26) mit der Bitte um Erlaubnis und streicheln es dann von Kopf bis Fuß mit langen, durchgehenden Zügen. Wenn es zufrieden wirkt, können Sie beginnen.

Zur Verwendung von Massageöl

Für Babymassagen sollten Sie eher Pflanzen- als Mineralöle verwenden. Da Letztere nicht vollständig von der Haut aufgenommen werden, bleiben Rückstände haften, die die Poren verstopfen und die Atmung der Haut behindern. Zudem schützen sie zwar vor Wasser und anderen äußeren Einflüssen, können die Haut aber austrocknen. Darüber hinaus haben pflanzliche Öle den Vorteil, dass sie die Haut mit wichtigen Vitaminen und Mineralstoffen versorgen. Ob Sie nun Traubenkern-, Mandel- oder Olivenöl wählen, auf jeden Fall sollten Sie sich vergewissern, dass die Haut Ihres Babys nicht gereizt reagiert. Wenden Sie daher das Öl Ihrer Wahl zuerst nur auf einer kleinen Hautpartie an und lassen Sie es 24 Stunden einwirken, um sicherzugehen, dass Ihr Baby es gut verträgt. Andernfalls tauschen Sie das Öl umgehend gegen ein anderes aus.

Die Beine

INDISCHES MELKEN

1 Umfassen Sie mit gut geölten Händen ein Bein Ihres Babys und schütteln Sie es sanft.

2 Umfassen Sie das Bein mit beiden Händen und beginnen Sie mit dem „Indischen Melken", indem Sie im Wechsel mit beiden Händen abwärts streichen. Achten Sie darauf, dass das Becken Ihres Babys auf dem Boden bleibt. Danach wechseln Sie das Bein.

DREHEN UND DRÜCKEN

1 Halten Sie ein Bein Ihres Babys in beiden Händen. Bewegen Sie beide Hände in entgegengesetzte Richtungen und üben Sie leichten Druck auf das Bein aus, während Sie vom Oberschenkel abwärts bis zum Knöchel streichen. Wenden Sie diese drehende Bewegung nicht am Knie des Babys an und verzichten Sie darauf, falls Ihr Kind Missfallen signalisiert.

2 Beenden Sie die Übung mit einer langen Bewegung von der Hüfte bis zum Fuß. Geben Sie Ihrem Baby nun Gelegenheit, das Bein entspannt in Ihre Hände sinken zu lassen. Danach wechseln Sie das Bein.

ROLLEN DER BEINE ▼

Rollen Sie jedes Bein zwischen Ihren Händen von den Oberschenkeln abwärts bis zu den Knöcheln.

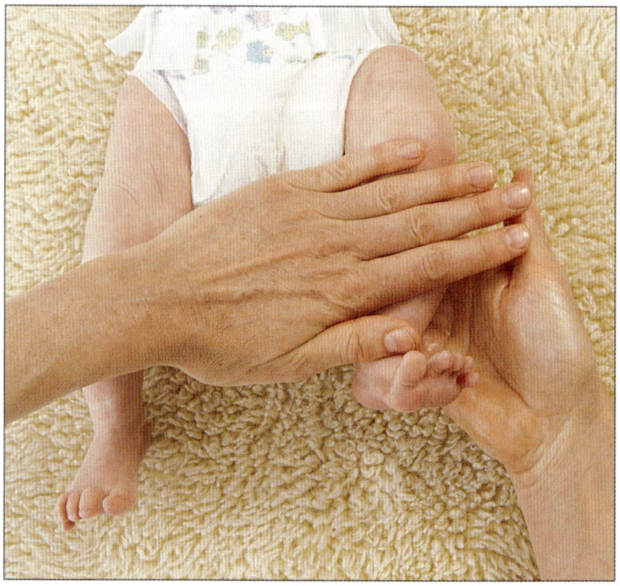

Füße und Zehen ▸

1 Massieren Sie mit Ihrem Daumen sanft die Fußsohle Ihres Babys von der Ferse bis zu den Zehen.

2 Drücken und drehen Sie sanft jeden einzelnen Zeh zwischen Ihrem Zeigefinger und Daumen.

3 Üben Sie sanften Druck auf den Fußballen unterhalb der Zehen aus.

4 Benutzen Sie beide Daumen, um im Wechsel auf dem Fußrücken Ihres Babys von den Zehen bis zum Fußgelenk zu streichen.

5 Massieren Sie mit den Daumen in kleinen, kreisenden Bewegungen den Bereich um das Fußgelenk.

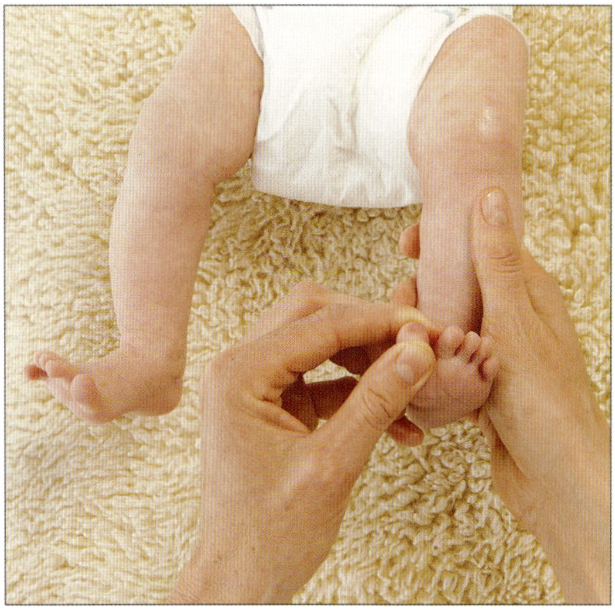

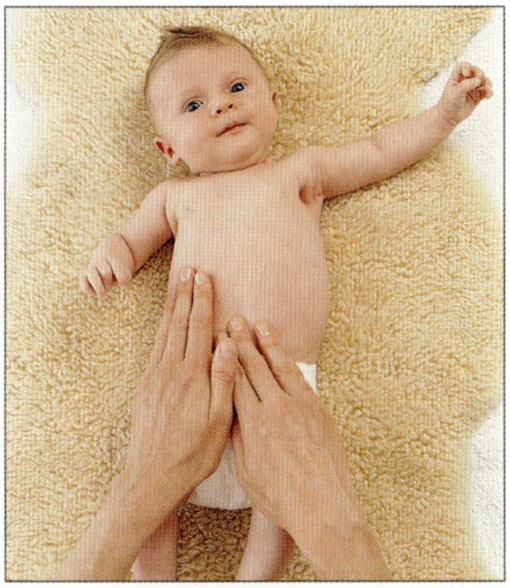

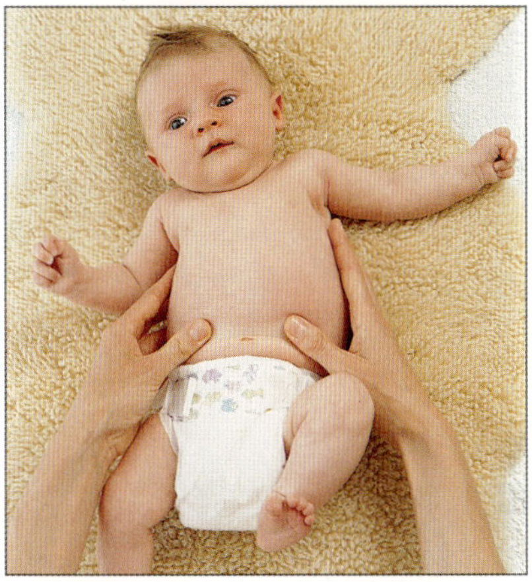

Der Bauch

Die folgenden Massagetechniken helfen gegen Blähungen und Verstopfung. Kündigen Sie Ihrem Baby die Bauchmassage an, indem Sie beide Händen auf seinen Bauch legen.

◂ DIE SONNENKREISE
Streichen Sie sanft im Uhrzeigersinn mehrere Male um den Nabel des Babys herum.

DAS WASSERRAD
Streichen Sie mit beiden Handflächen im Wechsel von der Brust abwärts über den Bauch Ihres Babys.

◂ MIT DEN DAUMEN NACH AUSSEN
Legen Sie Ihre Handflächen seitlich an den Oberkörper Ihres Babys und Ihre Daumen auf seinen Nabel. Streichen Sie sanft ohne zu viel Druck mit den flachen Daumen nach außen.

Brust und Schultern

Nur bei gedehntem Brustkorb, gelockerter Schulterpartie und entspanntem Bauch kann der Körper ein Maximum an Sauerstoff aufnehmen. Zudem können Brustmassagen Verdauungsprobleme mindern.

1 Legen Sie beide eingeölten Hände auf die Brust Ihres Babys.

2 Wandern Sie mit Ihren Handflächen nach oben, über die Schultern, und kehren Sie dann zur Brustmitte zurück. Wiederholen Sie die Übung mehrere Male.

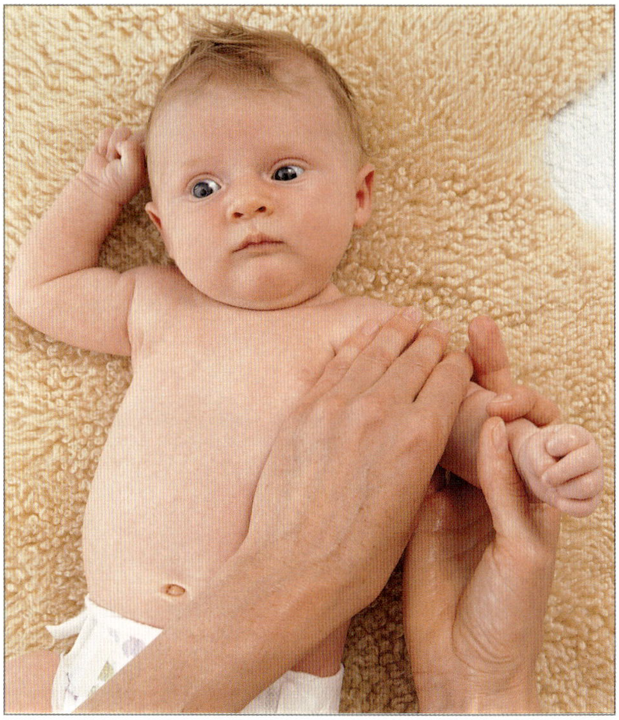

Die Arme

DREHEN UND DRÜCKEN ▸
Umschließen Sie den Arm Ihres Babys mit beiden Händen. Bewegen Sie diese nun sanft in entgegengesetzte Richtungen, ohne das Ellbogengelenk zu verdrehen.

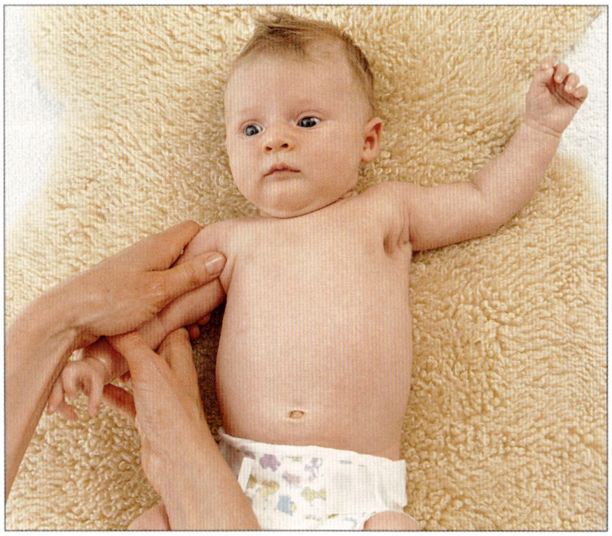

◂ INDISCHES MELKEN
Diese Übung baut Stress und Anspannung ab. Umfassen Sie mit einer Hand ein Handgelenk Ihres Babys, mit der anderen den Oberarm, und streichen Sie langsam und sanft hinab bis zur Hand. Wiederholen Sie die Übung mit beiden Händen im Wechsel, als wollten Sie den Arm Ihres Babys sanft melken.

SCHWEDISCHES MELKEN
Es handelt sich im Prinzip um denselben Bewegungsablauf wie beim „Indischen Melken“, diesmal beginnen Sie allerdings beim Handgelenk und streichen aufwärts zu den Schultern. Stabilisieren Sie die Schulter Ihres Babys auf der Unterlage, sodass Sie seinen Oberkörper während der Übung nicht hochschieben. Wiederholen Sie die Übung mehrere Male.

HINWEIS Durch diese sanften Massagetechniken kann Ihr Baby seine Muskulatur leichter entspannen.

Hände und Finger ▼

1 Öffnen Sie die Hand Ihres Babys und rollen Sie jeden einzelnen Finger zwischen Zeigefinger und Daumen.

2 Massieren Sie mit den Daumen sanft die Handfläche Ihres Babys. Gehen Sie dann zur anderen Hand über.

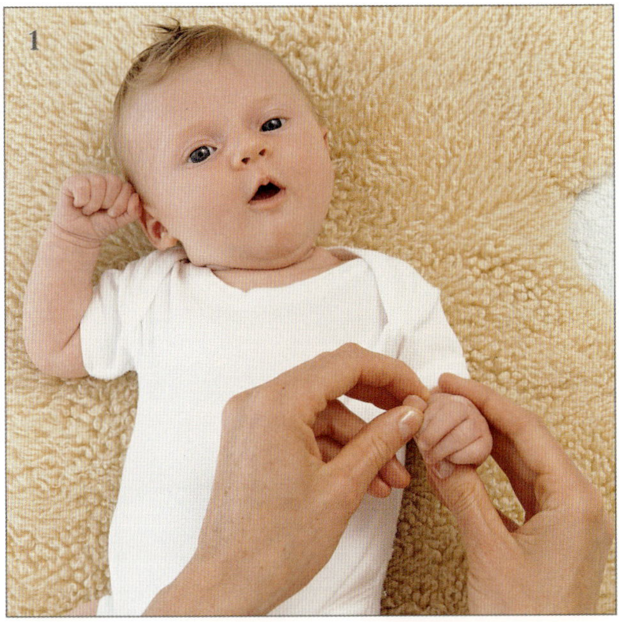

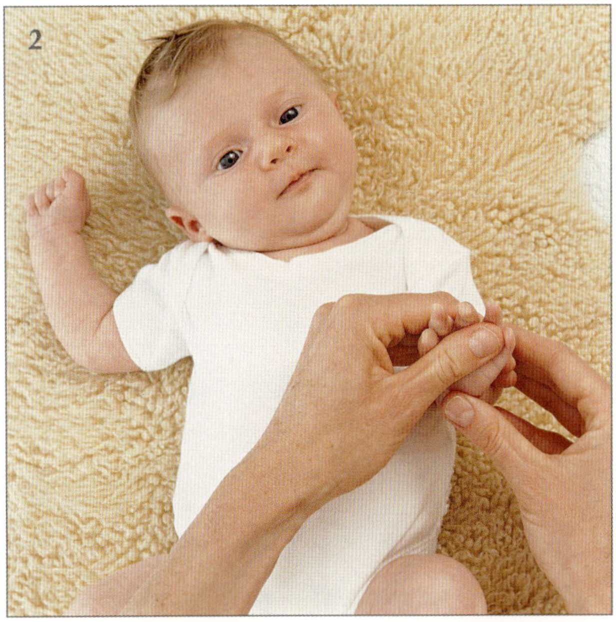

Der Rücken

1 Setzen Sie sich mit nach vorn ausgestreckten Beinen hin und legen Sie Ihr Baby bäuchlings auf Ihren Schoß.

1 Halten Sie mit einer Hand sanft die Füße des Babys, während Sie mit der anderen langsam und ohne Unterbrechung über die Schultern, den Rücken und die Beine hinab bis zu den Fußgelenken streichen. Wiederholen Sie diese Übung mehrere Male.

Beenden Sie die Massagen mit einer Beruhigungsphase, indem Sie mit Ihrem Baby auf dem Arm beruhigend auf und ab gehen und dabei langsam und tief ein- und ausatmen (siehe Seite 39 für Babys im Alter von drei bis sechs Monaten oder auf Seite 63 im Kapitel für ältere Babys).

Um zu erwachen, nimm eine ruhige Sitzhaltung ein und lasse mit jedem Atemzug deinen Geist klarer werden und dein Herz sich öffnen.

Buddha

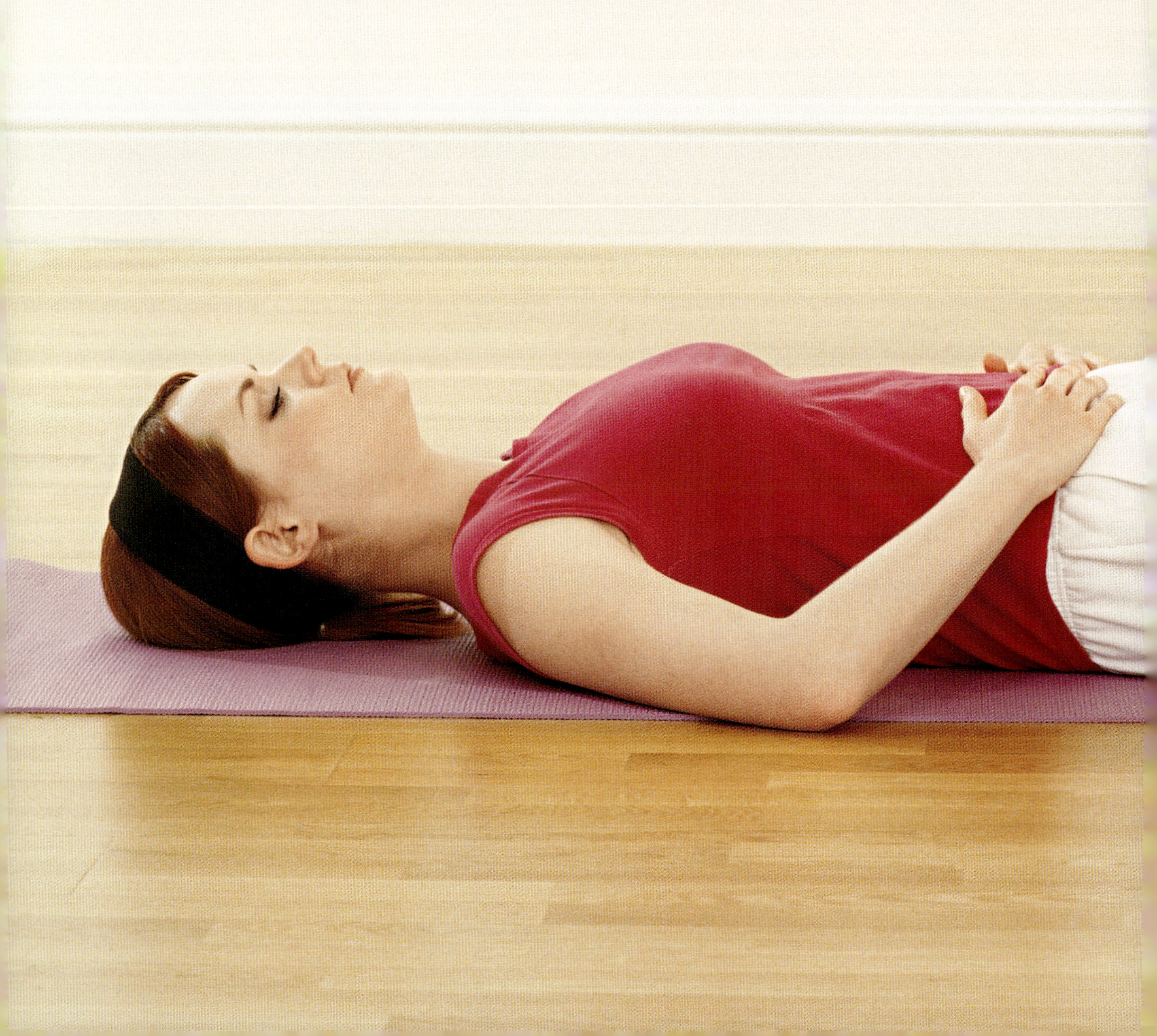

Zeit nur für Sie

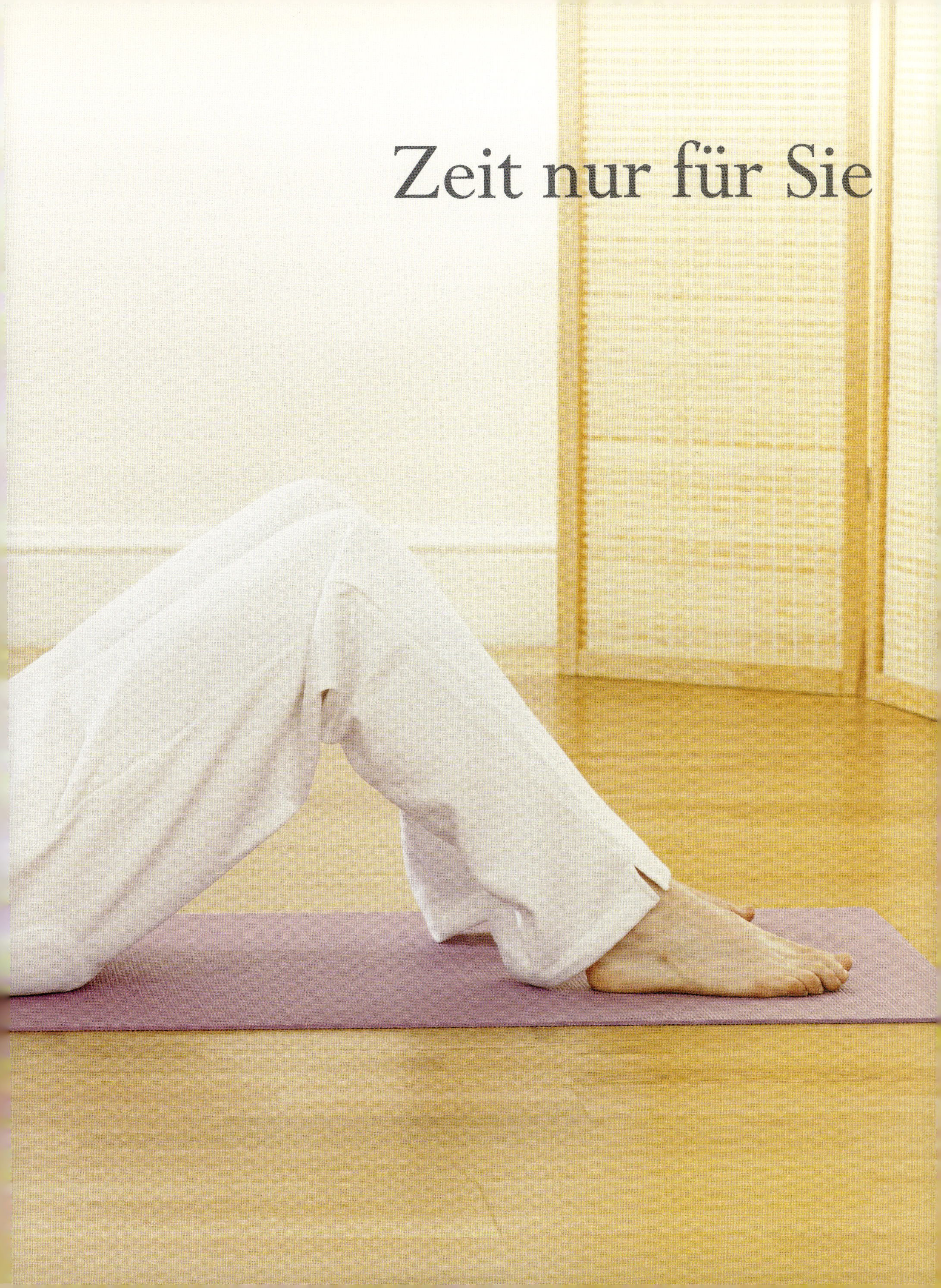

Im Alter von sechs Wochen bis drei Monaten

In den ersten drei Monaten nach der Geburt wird Ihr Körper langsam den Zustand wiedererlangen, den er vor der Schwangerschaft hatte. Die Übungen dieses Kapitels sollen Sie dabei unterstützen, die Muskulatur Ihres Beckenbodens und des gesamten Unterleibes zu kräftigen. Die Atem- und Entspannungsübungen werden Ihnen helfen, die Anstrengungen Ihrer neuen Rolle als Mutter zu bewältigen.

Bewusst zur inneren Mitte atmen ▸

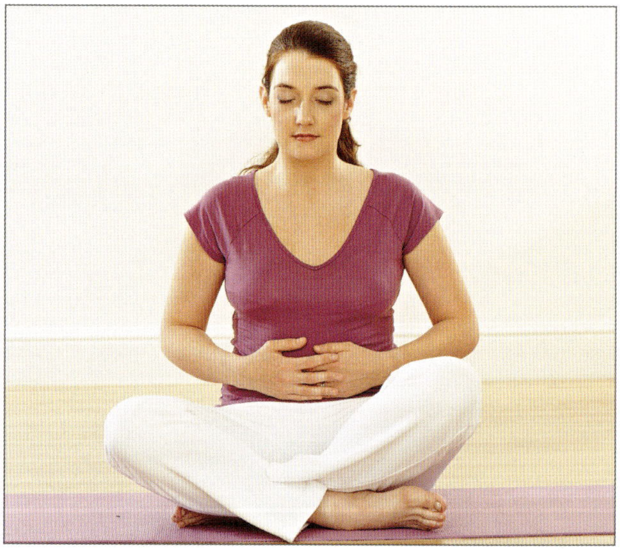

1 Nehmen Sie eine bequeme und entspannte Sitzhaltung ein. Schließen Sie die Augen und konzentrieren Sie sich ganz auf Ihren Atem.

2 Legen Sie die Hände auf die Rippen und erspüren Sie das rhythmische Auf und Ab Ihres Brustkorbs.

3 Richten Sie Ihre Aufmerksamkeit auf das Ausatmen und lösen Sie jede Anspannung.

4 Lassen Sie sich Zeit, jeden einzelnen Atemzug bis zuletzt auszukosten, bevor der nächste beginnt. Wenn Sie so weit sind, öffnen Sie die Augen.

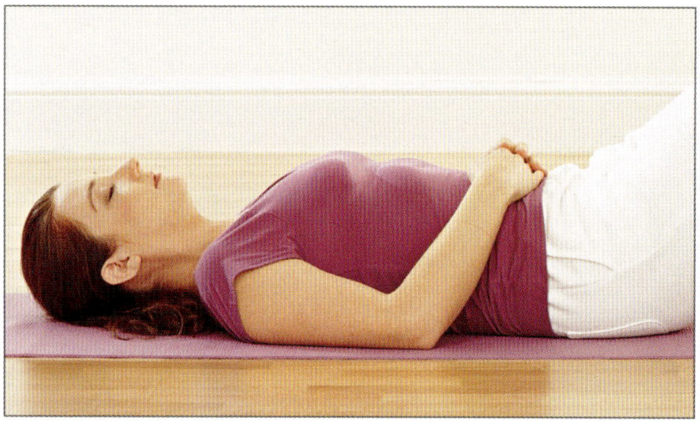

◂ Die umgekehrte Atmung

Diese sanfte Atemübung können Sie im Liegen, die Knie leicht angezogen, oder in einer bequemen Sitzposition ausführen. Sie kräftigt die Tiefenmuskulatur des Unterleibs und auch des Beckenbodens, was besonders nach einem Kaiserschnitt wichtig ist.

1 Konzentrieren Sie sich zunächst ganz auf den natürlichen Rhythmus Ihres Ein- und Ausatmens.

2 Atmen Sie langsam tiefer ein. Ziehen Sie dabei Ihren Bauch in Richtung Wirbelsäule ein und lösen Sie anschließend die Spannung.

3 Wiederholen Sie die Übung einige Male.

HINWEIS Wiederholen Sie die Übung so oft, bis Sie aus dem Rhythmus kommen oder ermüden.

Der Blasebalg ▸

Die Blasebalgatmung wirkt wie ein leichtes Beruhigungsmittel – bereits nach fünf oder zehn Minuten Üben erreichen Sie eine tiefe meditative Ruhe. Da sie auch Ihre Gedanken klärt, ist sie besonders hilfreich bei Nervosität und emotionaler Instabilität.

1 Nehmen Sie eine bequeme, aufrechte Sitzhaltung ein.

2 Legen Sie den Daumen der rechten Hand auf den rechten Nasenflügel und den Ringfinger auf den linken Nasenflügel. Sie können den Zeige- und Mittelfinger auf dem Nasenrücken ablegen.

3 Atmen Sie ein und aus. Verschließen Sie das rechte Nasenloch mit dem Daumen und atmen Sie durch das linke fünf Sekunden lang ein.

4 Verschließen Sie dann beide Nasenlöcher für einen kurzen Moment, heben Sie den Daumen und atmen Sie fünf Sekunden durch das rechte Nasenloch aus.

5 Atmen Sie nun fünf Sekunden lang durch das rechte Nasenloch ein, halten Sie den Atem wieder kurz an, verschließen Sie das rechte Nasenloch und atmen Sie fünf Sekunden durch das linke Nasenloch aus.

6 Wiederholen Sie die Übungsfolge viermal.

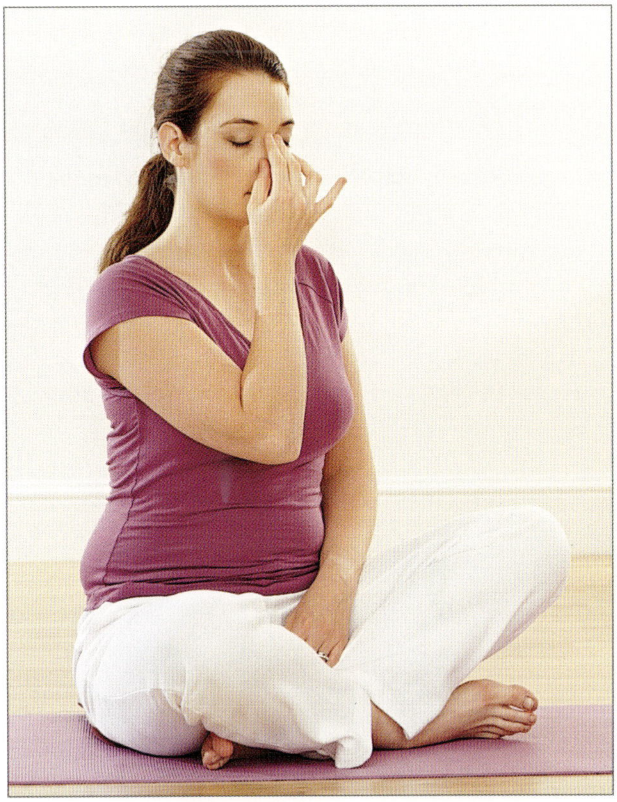

HINWEIS Erzwingen Sie Ihre Atmung nicht – sie wird mit der Zeit ganz von selbst tiefer und intensiver.

Beckenbodenübungen

Ein kräftiger und gesunder Beckenboden ist unverzichtbar für Ihr Wohlbefinden. Nehmen Sie deshalb die folgende Haltung auch im Alltag so häufig wie möglich ein.

1 Diese Übung können Sie entweder im Liegen oder in einer bequemen Sitzposition mit leicht angewinkelten Knien ausführen.

2 Beginnen Sie damit, sich auf Ihren Beckenboden und die Atmung zu konzentrieren. Am Ende jedes Atemzugs spannen Sie den Beckenboden an, indem Sie ihn fest in Richtung Gebärmutter nach oben ziehen; kurz halten und beim Einatmen wieder sanft lösen.

3 Die Übung im Rhythmus Ihrer Atmung bis zu 20-mal wiederholen.

Wirbelsäulendrehung im Liegen ▼

Diese Übung eignet sich ideal dazu, um sich zu beruhigen und die Gedanken zu sammeln.

1 Legen Sie sich in Rückenlage auf den Boden, die Knie leicht angewinkelt und die Füße nebeneinander. Die Arme sind seitlich ausgebreitet und der Rücken liegt fest auf der Unterlage.

2 Atmen Sie tief in den Bauch ein. Beim Ausatmen lassen Sie beide Knie locker nach rechts fallen. Drehen Sie den Kopf nach links und atmen Sie ruhig weiter.

3 Bringen Sie beim Einatmen die Knie und den Kopf wieder zur Mitte, während der Körper gerade ausgerichtet bleibt.

4 Wiederholen Sie die Übung, wobei diesmal die Knie nach links fallen und der Kopf nach rechts gedreht wird. Mehrmals in beide Richtungen wiederholen.

5 Zum Ende der Übung umschließen Sie Ihre Knie mit den Armen, ziehen sie nah an die Brust und wiegen sich sanft hin und her. So entspannt sich Ihr Rücken.

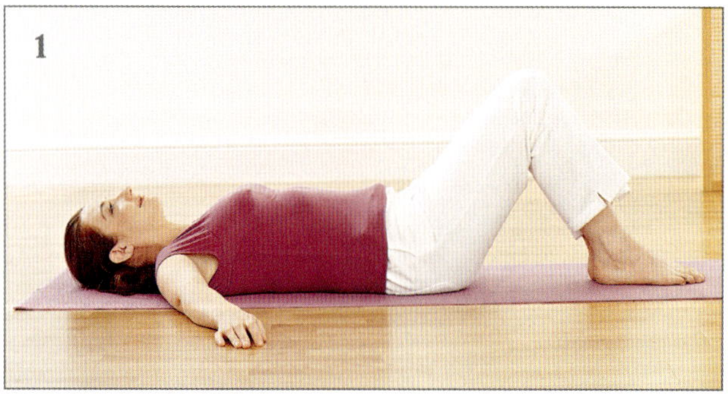
1

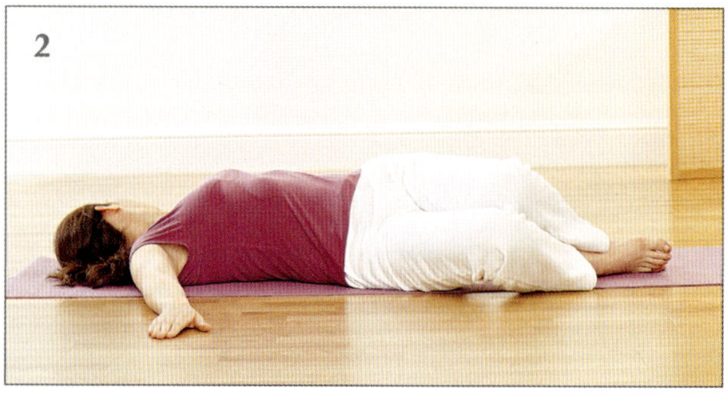
2

Der Schwan ▼

Diese Übung dehnt die Wirbelsäule und löst Verspannungen im Schulterbereich. Versuchen Sie, sich zu strecken, und lockern Sie beim Ausatmen die Schultern.

1 Setzen Sie sich aufrecht auf Ihre Fersen, strecken Sie Ihren Rücken und blicken Sie geradeaus.

2 Strecken Sie beim Einatmen Ihre Arme nach oben.

3 Beim Ausatmen heben Sie Ihre Hüfte und strecken die Arme nach vorne, sodass Sie im Vierfüßlerstand stehen. Die Hände sind schulterbreit auseinander und die Knie befinden sich unterhalb der Hüfte.

4 Beim nächsten Ausatmen setzen Sie sich zurück auf die Fersen. Erspüren Sie, wie der Schultergürtel und der Rücken dabei gedehnt werden.

5 Schieben Sie die Hände nach vorn, verstärken Sie so die Dehnung, und atmen Sie ruhig und tief.

6 Kehren Sie behutsam in die Ausgangsstellung zurück. Machen Sie die Übung, wann immer Sie möchten.

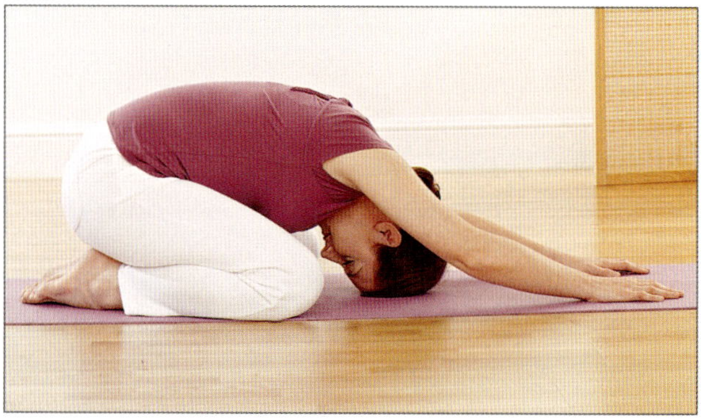

Die Katze ▾

Genießen Sie bei dieser Übung die sanfte Dehnung der Wirbelsäule. Nehmen Sie bewusst Ihre Atmung wahr.

1 Beginnen Sie im Vierfüßlerstand, die Knie auf Höhe der Hüfte. Schultern, Ellbogen und Handgelenke bilden eine Linie, die Finger sind gespreizt. Die Arme sind gestreckt und die Schultern möglichst weit von den Ohren entfernt. Der Rücken sollte entspannt sein und eine gerade Linie bilden.

2 Atmen Sie tief ein, heben Sie das Steißbein und ziehen Sie die Brust nach unten, sodass die Wirbelsäule durchhängt. Heben Sie den Kopf und blicken Sie nach vorne. Verharren Sie kurz in dieser Haltung.

3 Nun atmen Sie langsam aus und senken das Steißbein ab, während Sie diesmal den Oberkörper zu einem runden Katzenbuckel anheben und den Kopf nach unten senken.

4 Beim nächsten Einatmen heben Sie wieder das Steißbein wie in Schritt 2. Wiederholen Sie die gesamte Übung mehrmals. Schließen Sie mit dem „Schwan" (siehe gegenüberliegende Seite).

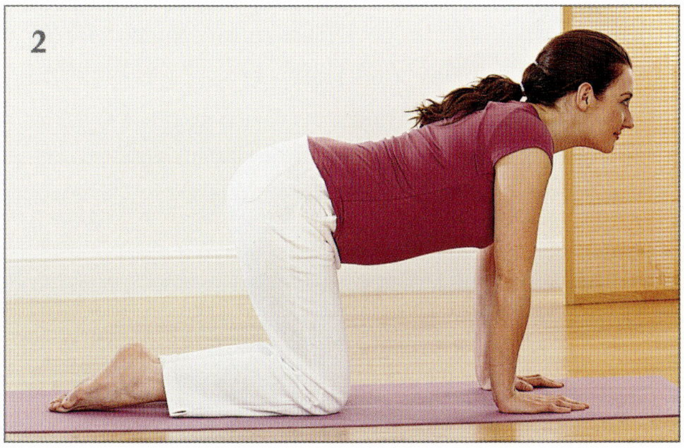

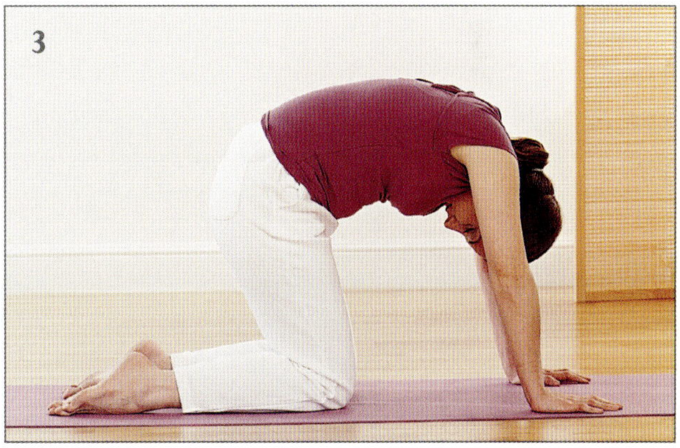

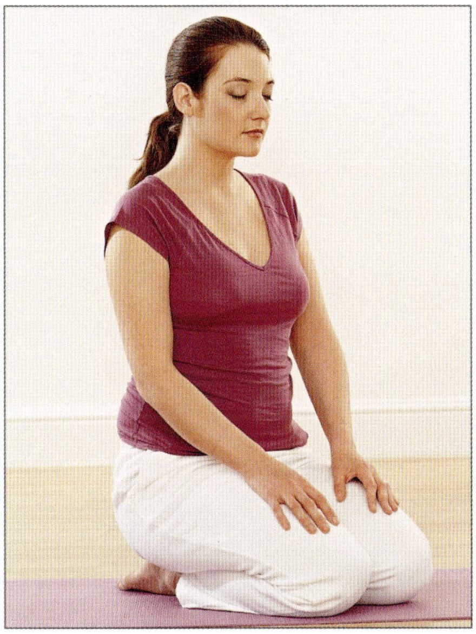

◂ Ausatmen mit Summton

Das Ausatmen mit Summton beruhigt und ist deshalb ein ideales Mittel gegen Stress, Wut oder Ängste.

1 Nehmen Sie eine aufrechte und bequeme Sitzhaltung ein, wobei ein Kissen hilfreich sein kann.

2 Achten Sie mit geschlossenen Augen auf Ihren Atem. Atmen Sie tief ein, schließen Sie den Mund und atmen Sie mit einem tiefen, weichen Summton aus; der Kiefer ist locker, die Zähne sind leicht geöffnet.

3 Lassen Sie das Summgeräusch mit dem Ausatmen langsam ausklingen und atmen Sie normal weiter. Wiederholen Sie die Übung fünfmal.

Im Alter von drei bis sechs Monaten

Sie fühlen sich nun wahrscheinlich kräftiger und weniger erschöpft als in den ersten drei Monaten nach der Geburt. Es ist Zeit für ausgiebige Dehnübungen.

Tadasana – Der Berg

Diese klassische Basisstellung im Yoga wirkt positiv auf das Gleichgewichtsgefühl, die Körperhaltung und die physische wie psychische Stabilität.

1 Stellen Sie sich aufrecht hin: die Füße parallel und hüftbreit geöffnet, Ohren, Schultern und Gelenke symmetrisch ausgerichtet. Pressen Sie die Füße auf den Boden und strecken Sie sich gerade nach oben.

2 Sie sollten sich in jede Richtung gut ausbalanciert fühlen. Stellen Sie sich vor, dass Ihr Kopf an einem Faden von der Decke hängt. Entspannen Sie sich ruhig atmend, den Blick geradeaus gerichtet.

Der Bogenschütze

Diese Übung stärkt die Beinmuskulatur und dehnt Schultern und Brustkorb.

1 Nehmen Sie die „Tadasana"-Stellung ein – die Füße im Abstand von etwa einem Meter. Drehen Sie den rechten Fuß nach außen, den linken Fuß nach innen.

2 Beim Einatmen strecken Sie die Arme auf Schulterhöhe weit aus. Beim Ausatmen beugen Sie das rechte Knie und drehen den Kopf ebenfalls nach rechts. Beim nächsten Einatmen strecken Sie das Bein wieder und bringen den Kopf in die Ausgangsstellung. Danach führen Sie die Übung zur anderen Seite aus.

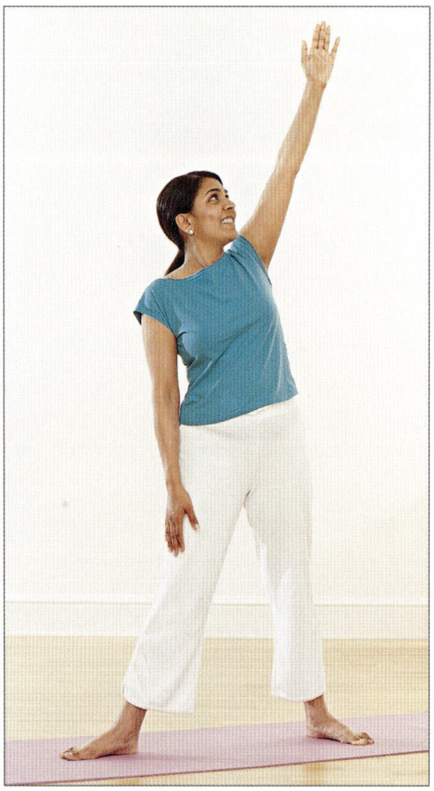

◂ Das sanfte Dreieck

Diese klassische Yogastellung überträgt die innere Stabilität eines Dreiecks auf Ihren Körper. Sie macht Sie beweglicher und kräftigt Arme, Beine, Gelenke und Füße. Strecken Sie sich nur, so weit Sie es können!

1 Nehmen Sie die „Tadasana"-Stellung ein. Neigen Sie Ihren Körper nach rechts. Die Beine sind dabei geöffnet und die Arme ausgestreckt.

2 Atmen Sie ganz normal weiter und lassen Sie Ihre rechte Hand am Bein hinabgleiten, bis Sie sich nicht weiter neigen können, ohne nach vorn zu kippen.

3 Verlagern Sie Ihr Gewicht auf das linke Bein, atmen Sie ein, und strecken Sie sich in Richtung Ihrer linken Hand. Richten Sie Ihren Blick auf diese Hand, atmen Sie aus und strecken Sie sich noch weiter.

4 Kehren Sie in die Ausgangsstellung zurück und wiederholen Sie die Übung zur anderen Seite.

Entspanntes Vorbeugen ▸

Nach den aufrecht stehenden Übungen können Sie Ihren Körper nun nach vorn gebeugt entspannen.

1 Beginnen Sie in der „Tadasana“-Stellung. Beugen Sie sich mit entspanntem Nacken vor.

2 Schwingen Sie Kopf und Schultern sanft hin und her, um die Nackenpartie zu entspannen.

3 Beugen Sie die Knie, atmen Sie ein, und richten Sie sich langsam wieder auf.

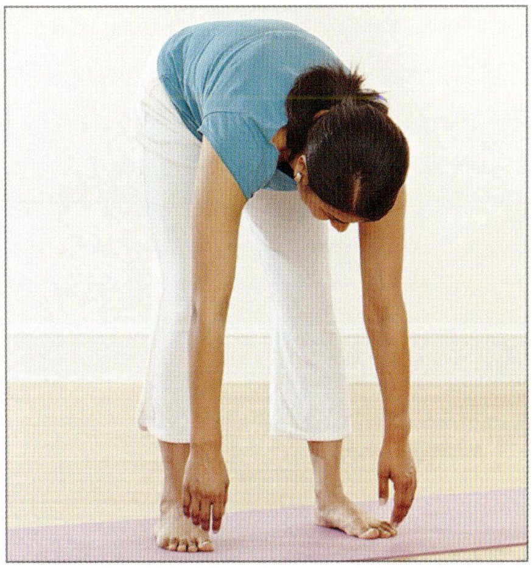

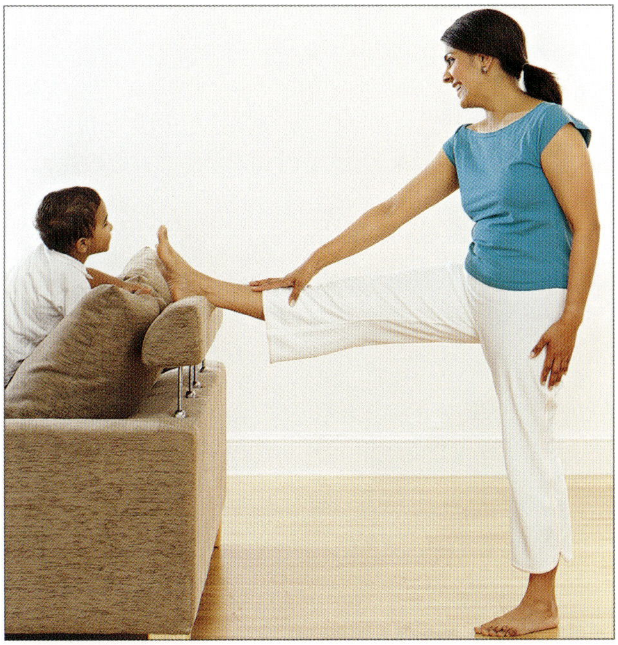

◂ Die Beine dehnen

Dies ist eine praktische Dehnübung, die Sie überall ausführen können. Sie benötigen dazu nur ein Möbelstück mit der richtigen Höhe, z. B. einen Tisch oder Sessel.

1 Legen Sie vorsichtig ein Bein auf ein Möbelstück, das nicht zu hoch ist. Beide Beine sollten gestreckt sein. Ziehen Sie die Zehen des oberen Beins an sich heran.

2 Atem Sie ein und heben Sie die Arme. Atmen Sie aus und strecken Sie sich dabei. Senken Sie beim nächsten Ausatmen die Arme und fahren Sie mit einer Hand und geradem Rücken das obere Bein entlang.

3 Versuchen Sie, die Dehnung bei jedem Ausatmen zu verstärken. Der Kopf bleibt dabei entspannt. Wiederholen Sie die Übung mit dem anderen Bein.

Der Adler

Diese Stellung ist etwas für Fortgeschrittene, die bereits Yoga praktiziert haben. Sie zielt darauf ab, Ihren Körper nach der Geburt wieder zu „schließen“.

1 Beginnen Sie in der „Tadasana“-Haltung (siehe gegenüberliegende Seite) und achten Sie auf Ihre Atmung. Legen Sie die Hände beim Einatmen auf Ihre Hüften. Beugen Sie beim Ausatmen die Knie und „wickeln“ den rechten Fuß um die linke Wade.

2 Wenn Sie so weit sind, führen Sie erst den linken, dann den rechten Arm angewinkelt nach vorn, bis sich die Handflächen auf Gesichtshöhe berühren.

3 Setzen Sie sich auf einen imaginären Stuhl und konzentrieren Sie sich auf die Finger vor Ihrem Gesicht.

4 Wiederholen Sie die Übung nach Beendigung mit dem anderen Bein.

Den Rücken dehnen ▸

Diese Übung dient dazu, Ihre Wirbelsäule zu dehnen. Besonders Mütter, die ihr Baby oft tragen, genießen diese Stellung, die man z. B. an einem Tisch oder einer Anrichte einnehmen kann.

1 Legen Sie die Hände auf den Tisch und gehen Sie rückwärts, bis Sie Ihre Wirbelsäule horizontal strecken. Vermeiden Sie möglichst, dass sich Ihre Kopf-, Kiefer- und Schultermuskulatur verkrampfen.

2 Beugen Sie die Knie und strecken Sie das Gesäß nach hinten, um die Dehnung zu intensivieren. Atmen Sie tief und langsam, und halten Sie die Spannung, solange sie Ihnen nicht unangenehm ist.

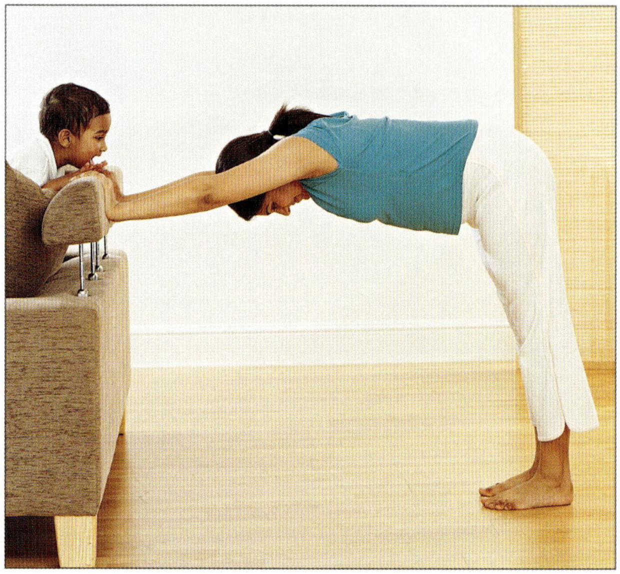

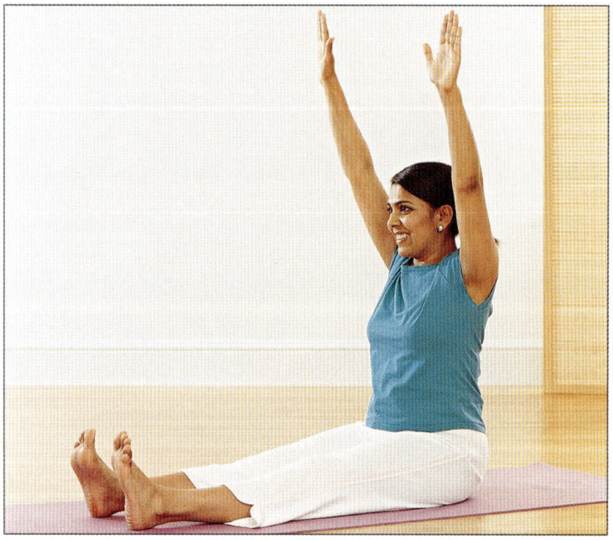

◂ Dandasana mit erhobenen Armen

Diese traditionelle Yoga-Stellung dehnt die hintere Beinmuskulatur und die Wirbelsäule.

1 Setzen Sie sich auf eine Matte, die Beine nach vorn und die Zehen nach oben gestreckt. Stützen Sie die Hände neben dem Körper ab, um Ihre Wirbelsäule nach oben zu strecken. Konzentrieren Sie sich auf Ihre Atmung.

2 Bringen Sie die Handflächen in die „Gebetshaltung" (siehe Seite 22). Beim Einatmen strecken Sie die Arme über den Kopf, beim Ausatmen senken Sie sie wieder. Wiederholen Sie die Übung einige Male.

Die sich streckende Katze

Atmen Sie bei dieser Übung tief und langsam, um beim Ausatmen völlig zu entspannen.

1 Beginnen Sie wie bei der „Katze" im Vierfüßlerstand (siehe Seite 75).

2 Machen Sie einen Katzenbuckel und ziehen Sie das Kinn beim Ausatmen an die Brust.

3 Beim Einatmen senken Sie das Gesäß auf die Fersen und fahren Sie mit der Nase über den Boden.

4 Machen Sie wieder einen Katzenbuckel und ziehen Sie das Kinn beim Ausatmen wieder heran.

5 Setzen Sie sich, mit Armen an der Seite, auf die Fersen – Stirn und Handrücken auf dem Boden liegend.

Die diagonale Katze ▸

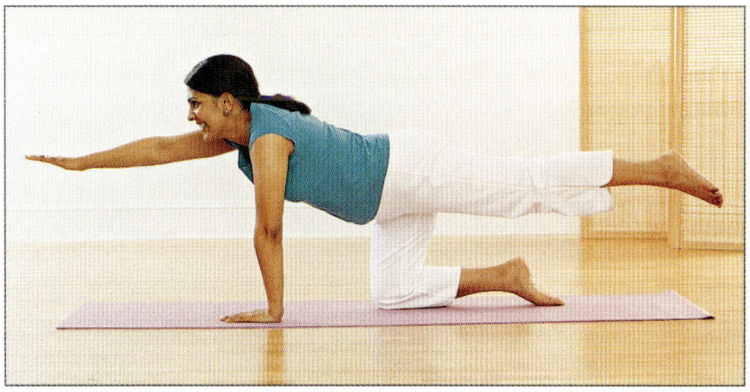

Diese Balanceübung stabilisiert Ihre Hüft- und Schultergelenke, während Ihr Körper diagonal gedehnt wird.

1 Gehen Sie in den Vierfüßlerstand, die Knie unter den Hüften. Schultern, Ellbogen und Handgelenke sind gerade, der Rücken locker gestreckt. Atmen Sie ruhig und unangestrengt.

2 Ziehen Sie den Bauch ein; strecken Sie beim Einatmen den rechten Arm und das linke Bein aus. Halten Sie kurz inne, atmen Sie dann aus und lösen wieder.

3 Wiederholen Sie die Übung mit dem linken Arm und dem rechten Bein, dann mehrmals im Wechsel.

HINWEIS Beenden Sie die Übung mit dem „Kind" (siehe Seite 24). Atmen Sie tief ein und aus und entspannen Sie einige Augenblicke in dieser Position.

Im Liegen entspannen ▾

Gezieltes Entspannen am Ende einer Yoga-Einheit ermöglicht es Körper und Geist, die Wirkung der Übungen zu verinnerlichen. Einmal erlernt, können diese Techniken immer und überall angewendet werden.

1 Legen Sie sich flach hin, die Füße hüftbreit, die Arme vom Körper wegdeutend. Strecken Sie die Arme bis in die Fingerspitzen – entspannen Sie wieder. Strecken Sie nun die Beine mit angezogenen Zehen – entspannen Sie wieder. Schließen Sie die Augen.

2 Lassen Sie Ihren Hinterkopf schwerer auf die Unterlage sinken. Lassen Sie Ihre Augen hinter den Lidern schwer werden. Lockern Sie Ihre Kiefermuskulatur und lächeln Sie etwas, um Ihr Gesicht zu entspannen. Schlucken Sie und entspannen Sie den Nacken, dann die rechte Hand, den Arm, die Schulter und die ganze rechte Körperhälfte: Hüfte und Gesäßhälfte, Bein und Fuß. Verfahren Sie mit der linken Hälfte genauso. Sie sollten nun gänzlich entspannt sein.

3 Nehmen Sie wahr, wie sich Brust und Bauch beim Atmen heben und senken. Genießen Sie die Energie, die Sie beim Einatmen aufnehmen, und lösen Sie alle Anspannungen beim Ausatmen.

4 Werden Sie sich langsam wieder Ihrer Umwelt bewusst. Bewegen Sie Finger und Zehen, atmen Sie tief durch, strecken Sie sich, und gähnen oder seufzen Sie. Setzen Sie sich langsam über die Seite auf.

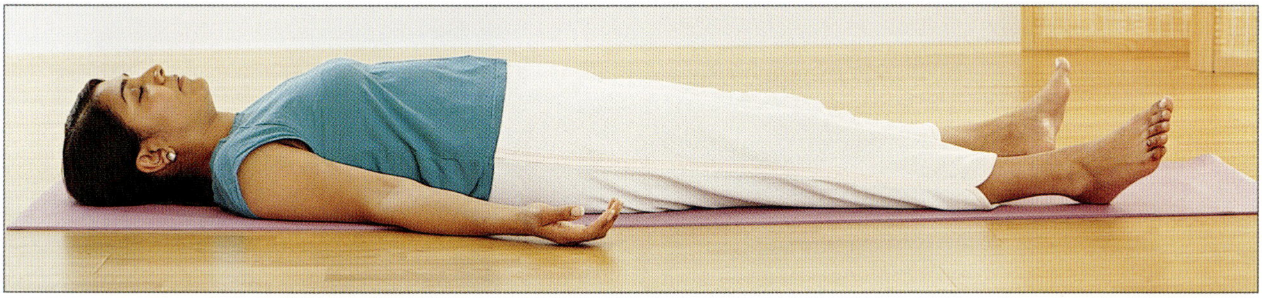

Im Alter von sechs bis neun Monaten

Mittlerweile dürften Sie auf dem besten Weg zu Ihrer alten Form sein. Die Yoga-Übungen können daher ganz auf die Kräftigung Ihrer Muskulatur und die Verbesserung Ihrer Haltung ausgelegt sein. Doch zugleich sollten Sie nicht vergessen, dass Entspannung nach wie vor ebenfalls wichtig ist.

Bewusst zur inneren Mitte atmen ▸

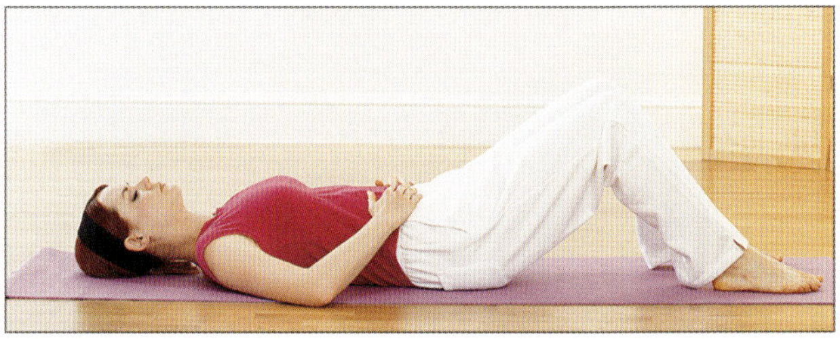

1 Legen Sie sich bequem auf den Rücken. Lenken Sie Ihre Aufmerksamkeit langsam auf Ihren Atem.

2 Legen Sie die Hände auf den Brustkorb und verfolgen Sie dessen rhythmisches Heben und Senken.

3 Konzentrieren Sie sich auf das Ausatmen und lösen Sie dabei jede Anspannung.

4 Nur keine Eile – beenden Sie in Ruhe jeden Atemzug, bevor Sie einen neuen beginnen. Öffnen Sie – wenn Sie so weit sind – wieder die Augen.

Vornübergebeugt stehen ▾

Bei dieser entspannenden und zugleich erfrischenden Stellung befindet sich Ihr Kopf tiefer als das Herz. Hierdurch werden der Kreislauf angeregt, Schmerzen im unteren Rücken gemindert sowie die Wirbelsäule, die hintere Beinmuskulatur und die Achillessehne gedehnt.

1 Nehmen Sie die „Tadasana"-Stellung ein (siehe Seite 76), die Beine leicht geöffnet. Legen Sie die Hände auf Höhe der Leisten an den Körper.

2 Heben Sie das Brustbein in Richtung Decke an, um die Vorderseite Ihres Oberkörpers zu dehnen. Beugen Sie sich dann beim Ausatmen vornüber, die Knie ebenfalls leicht gebeugt.

3 Entspannen und dehnen Sie Ihre Wirbelsäule, indem Sie Ihren Kopf bewusst locker hängen lassen. Die Knie sind noch immer gebeugt. Lassen Sie Ihren Oberkörper vornüberhängen, pressen Sie die Füße fest in den Boden, und heben Sie das Steißbein an, um so die hintere Beinmuskulatur zu dehnen.

4 Lassen Sie nun auch die Arme hängen und fassen Sie sich mit den Hände an den Ellbogen. Atmen Sie in dieser Position mehrmals ein und aus.

5 Strecken Sie langsam wieder die Knie, legen Sie die Hände auf die Hüften, und richten Sie sich auf.

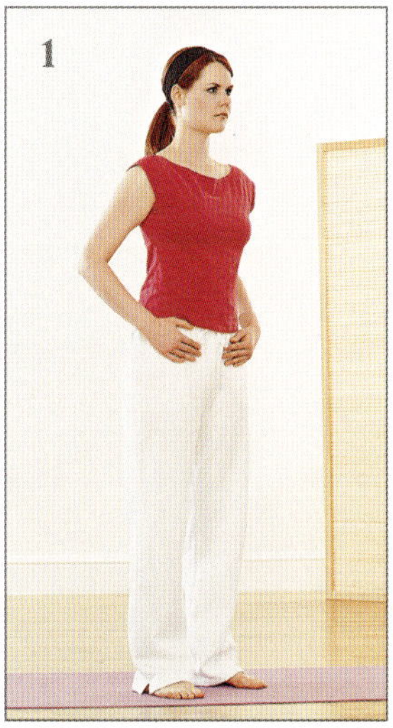

1

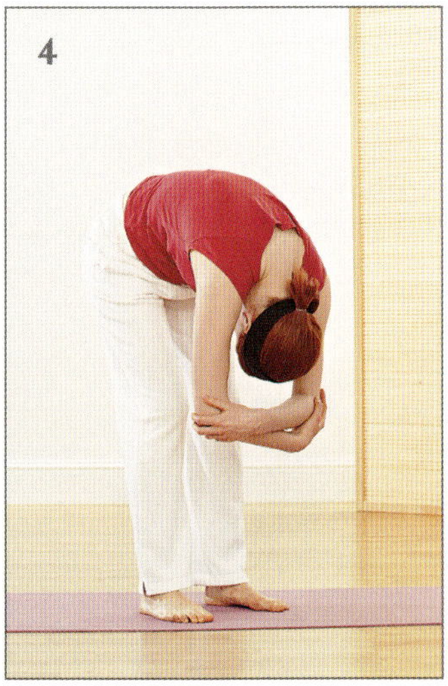

4

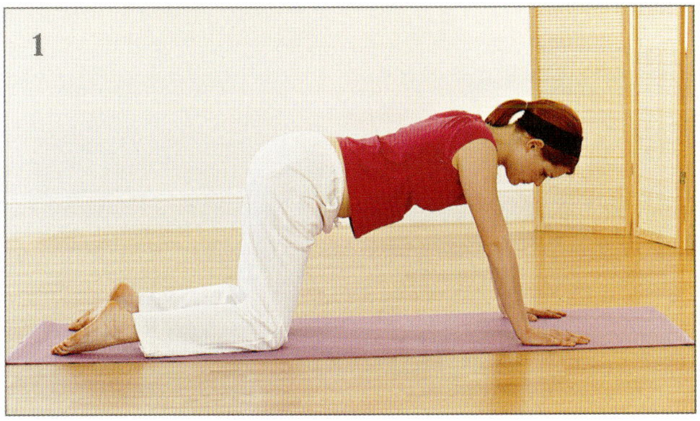

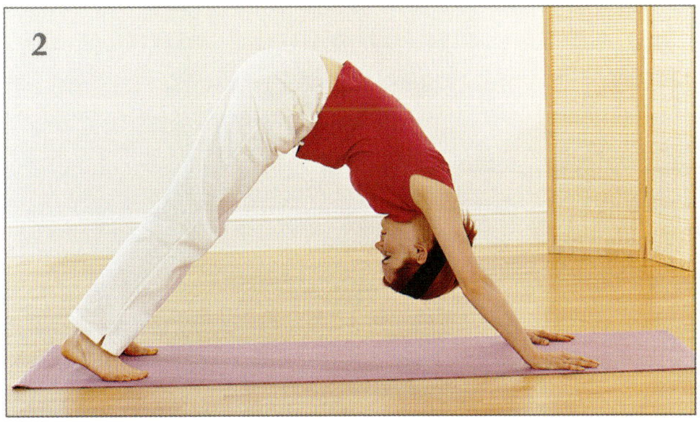

Der nach unten blickende Hund ▲

Diese belebende Stellung entspannt Ihre Schultern, kräftigt Ihre Arme und Beine, dehnt Ihre Knie- und Achillessehnen und fördert die Beweglichkeit Ihrer Fußknöchel. Mit der Zeit werden Sie die Fersen auf den Boden bringen. Verzichten Sie jedoch auf die Übung, falls Sie an einem Glaukom leiden.

1 Gehen Sie in den Vierfüßlerstand, spreizen Sie die Finger, und ziehen Sie die Zehen an.

2 Atmen Sie ein, während Sie die Beine strecken und das Gesäß nach oben heben. (Sie können, falls nötig, die Knie beugen.) Atmen Sie aus, während Sie die Fersen absenken. Halten Sie den Kopf zwischen den Armen und blicken Sie in Richtung Nabel.

3 Halten Sie diese Position, solange Sie nicht unangenehm ist. Wechseln Sie dann in den Vierfüßlerstand und danach in die „Kind"-Stellung (siehe Seite 24).

Das Dreieck (Trikonasana) ▸

Etwas anspruchsvoller als das „Sanfte Dreieck" (siehe Seite 76), fördert diese Übung die physische Kraft, das seelische Wohlbefinden und den Gleichgewichtssinn.

1 Stehen Sie gerade, die Füße etwa einen Meter breit, und führen Sie die Arme vor der Brust zusammen.

2 Atmen Sie ein, strecken Sie die Arme seitlich aus, drehen Sie den rechten Fuß nach außen und den linken nach innen. Atmen Sie aus, winkeln Sie den linken Arm an, und stützen Sie die Hand ins Kreuzbein.

3 Beim Ausatmen lassen Sie den rechten Arm so weit wie möglich an Ihrem Bein hinabgleiten. Beim Einatmen strecken Sie den linken Arm über den Kopf. Drehen Sie den Kopf und blicken Sie zur Hand.

4 Beenden Sie die Übung, indem Sie einatmen und in den aufrechten Stand zurückkehren, die Arme seitlich ausgestreckt, die Füße nach vorn zeigend. Führen Sie die Hände zur Brust. Atmen Sie tief ein und aus. Wiederholen Sie alles auf der anderen Seite.

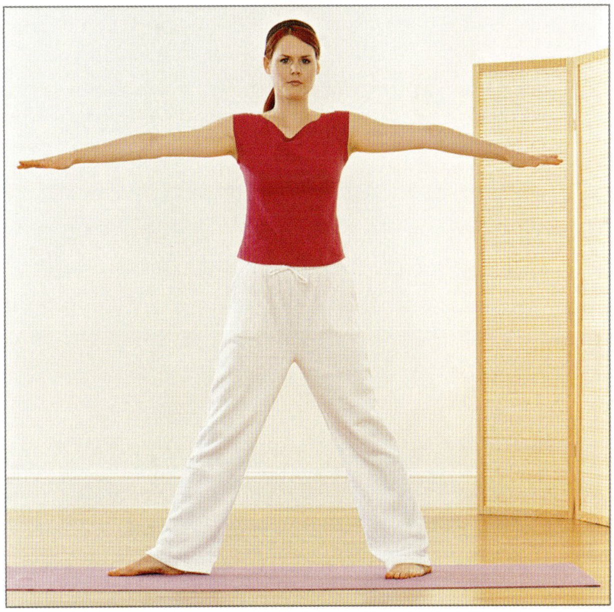

Der nach vorn blickende Hund ▸

Durch diese Stellung verbessert sich die Haltung Ihres Oberkörpers, denn die Wirbelsäule wird gestreckt und die Brust gedehnt. Zudem wird die Flankenatmung gefördert.

1 Gehen Sie in den Vierfüßlerstand, die Hände schulterbreit und mit gespreizten Fingern am Boden, Hände und Füße recht dicht beieinander.

2 Stützen Sie sich auf die Zehen und atmen Sie tief ein. Beim Ausatmen lassen Sie die Hüften nach vorn und unten sinken. Halten Sie die Arme gestreckt, die Armbeugen zueinander weisend, und blicken Sie geradeaus. Bewegen Sie die Schultern auf und nieder und lösen Sie die Schienbeine und Knie vom Boden, falls Sie können. Ist Ihnen dies zu anstrengend, stützen Sie sich auf den Knien ab. Blicken Sie nach vorn und atmen Sie gleichmäßig.

3 Beenden Sie die Übung, indem Sie die Arme beugen und den Körper auf den Boden sinken lassen. Entspannen Sie sich mit den Armen neben dem Körper, Handflächen nach oben, den Kopf zur Seite gedreht.

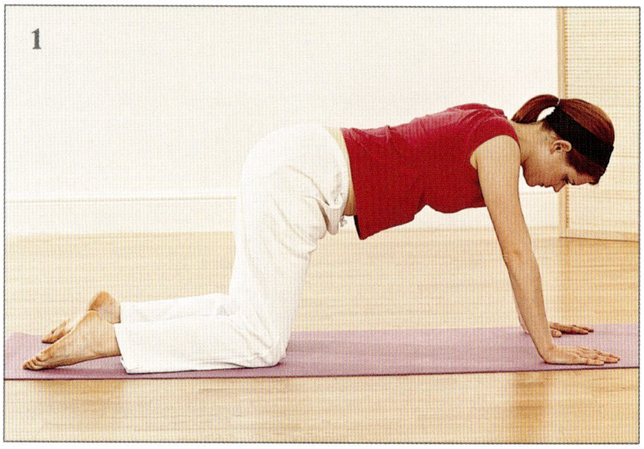

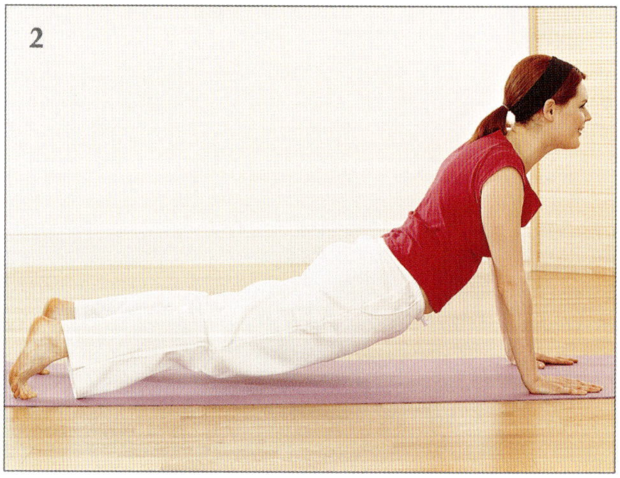

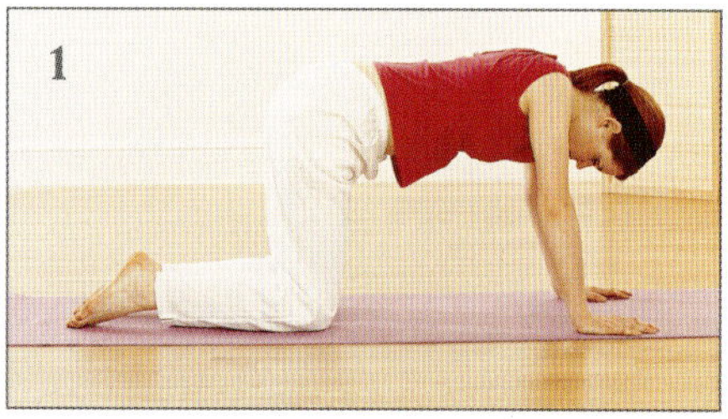

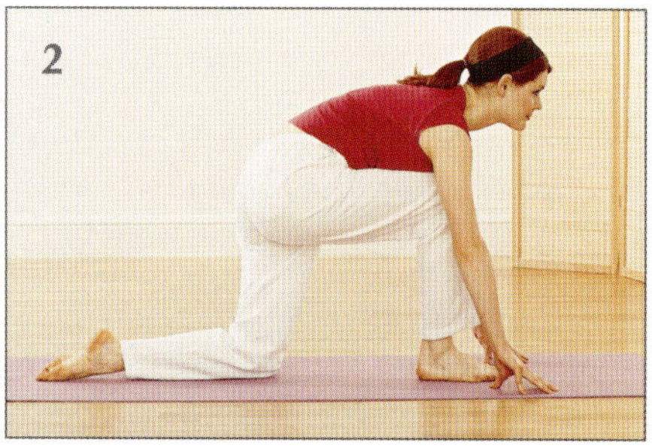

◂ Der sprungbereite Krieger

Hierbei werden Oberschenkel und Hüften gedehnt, die Wirbelsäule gestreckt und der Brustkorb geweitet.

1 Gehen Sie in den Vierfüßlerstand, die Hände schulterbreit und mit gespreizten Fingern am Boden.

2 Stellen Sie, während Sie ausatmen, den rechten Fuß zwischen Ihre Hände. Das Knie sollte sich senkrecht über der Ferse befinden. Benutzen Sie, falls nötig, die Fingerspitzen, um die Balance zu halten.

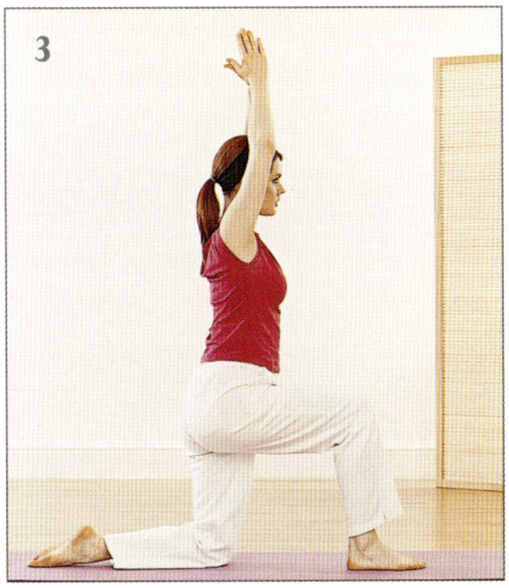
3

3 Richten Sie beim nächsten Einatmen den Oberkörper auf. Strecken Sie vorsichtig die Arme über den Kopf nach oben und führen Sie die Handflächen zusammen. Atmen Sie einige Male tief ein und aus.

4 Wiederholen Sie die Übung mit dem anderen Bein und entspannen Sie sich anschließend in der „Kind"-Stellung (siehe Seite 24).

Die Kobra ▼

Die Kobra streckt Ihre Wirbelsäule, kräftigt die Rückenmuskulatur, dehnt die Vorderseite Ihres Oberkörpers und löst Verspannungen in der Schulterpartie.

1 Legen Sie sich bäuchlings auf eine Yoga-Matte, die Stirn auf dem Boden und die Füße hüftweit auseinander. Die Arme ruhen mit nach oben weisenden Handflächen gerade neben dem Körper, die Füße sind flach auf den Boden gestreckt.

2 Legen Sie die Hände unter den Schultern auf den Boden, spreizen Sie die Finger, ziehen Sie die Ellbogen dicht an den Körper, ziehen Sie die Schultern zurück und das Steißbein nach unten.

3 Während Sie einatmen, heben Sie nacheinander Stirn, Nase, Kinn, Schultern und Brust an. Benutzen Sie die Rückenmuskulatur, um den Oberkörper vom Boden aufzurichten, ohne sich dabei angespannt zu fühlen oder in Atemnot zu geraten.

4 Wiederholen Sie die Übung ein- bis zweimal. Entspannen Sie sich zwischendurch liegend – die Stirn auf dem Boden, die Arme neben dem Körper.

5 Kehren Sie nach Beendigung der Übung in die Ausgangsstellung zurück, den Kopf zur Seite gedreht. Entspannen Sie einen Augenblick.

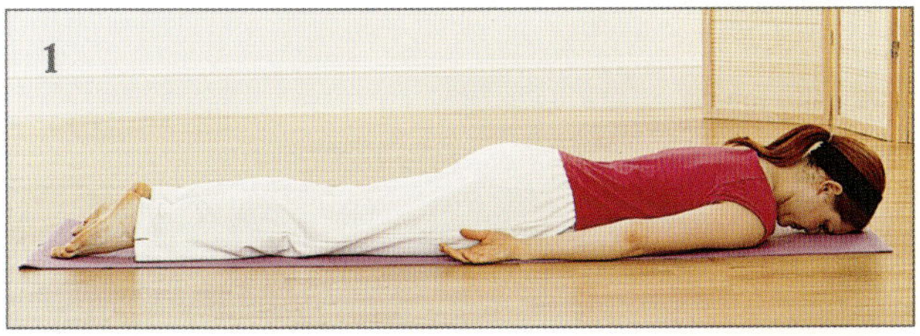
1

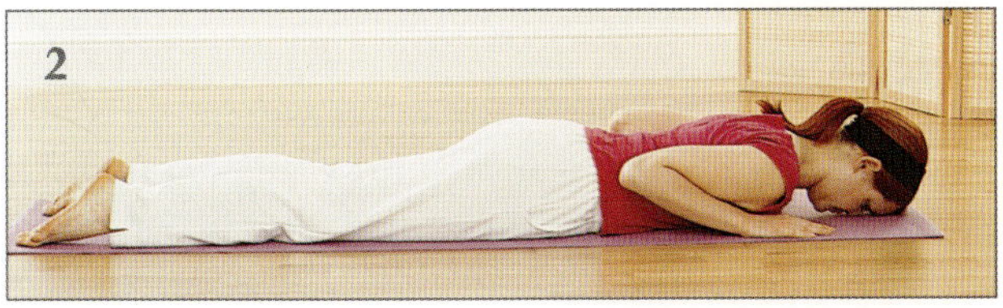
2

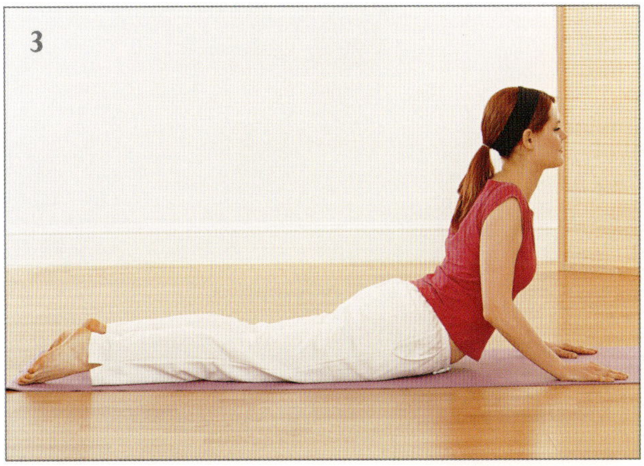
3

Den Körper in Zeitlupe kräftigen ▼

Diese Übung kräftigt und dehnt den gesamten Körper. Sie sollte durchgehend als fließende Bewegungsfolge durchgeführt werden.

HINWEIS Falls die Übung zu anstrengend ist, machen Sie sie ein andermal. Verzichten Sie auch darauf, wenn Sie Schmerzen im unteren Rücken haben.

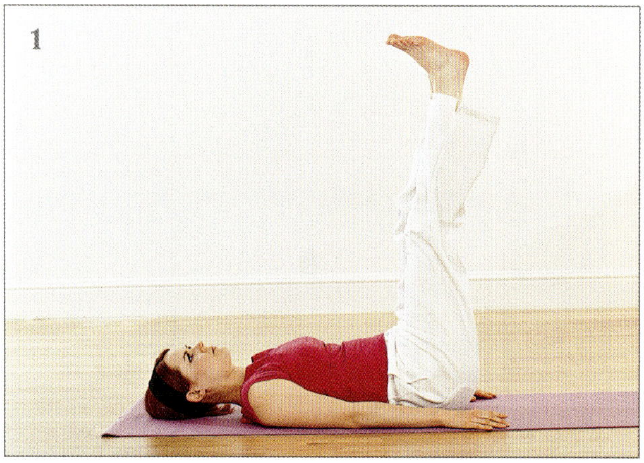

1 Legen Sie sich mit dem Rücken auf den Boden: die Füße geschlossen nebeneinander, die Arme neben dem Körper, die Handflächen auf dem Boden. Beugen Sie die Knie und heben Sie die Beine in die Luft.

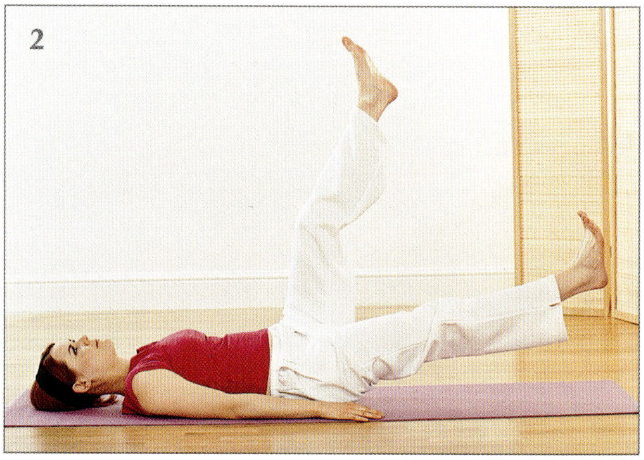

2 Lassen Sie Ihr rechtes Bein langsam ausgestreckt zu Boden sinken. Sobald es den Boden berührt, legen Sie auch das andere Bein langsam ab, sodass am Ende beide Beine wieder gestreckt am Boden liegen.

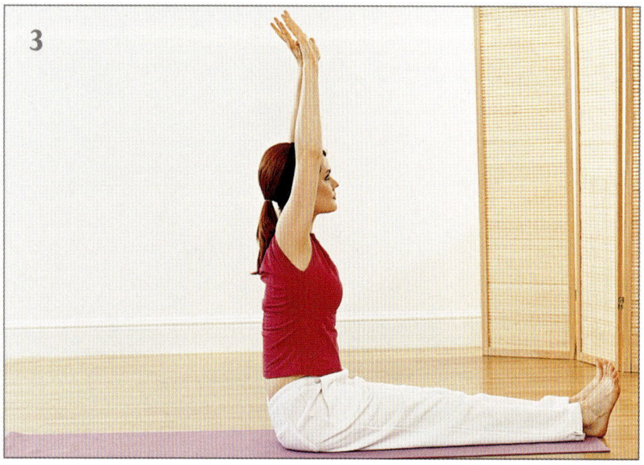

3 Strecken Sie nun die Arme nach vorn und versuchen Sie, sich ohne Hilfe der Hände aufzurichten. Recken Sie die Arme nach oben über den Kopf und strecken Sie so den Rücken.

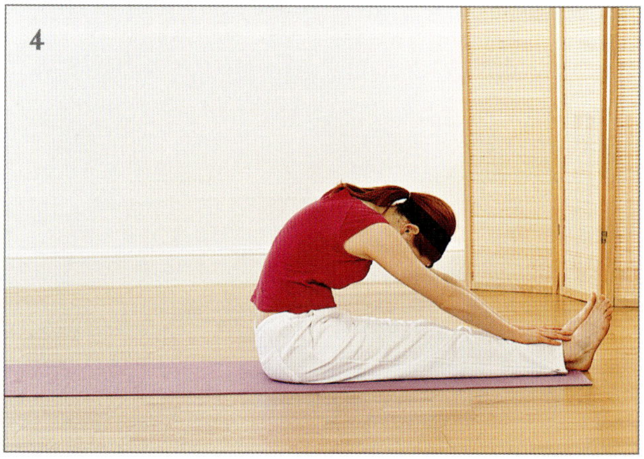

4 Lassen Sie die Arme nach vorne ausgestreckt sinken und umfassen Sie Ihre Beine so nah wie möglich an den Knöcheln. Lassen Sie den Kopf langsam nach vorn sinken und entspannen Sie Ihren Nacken.

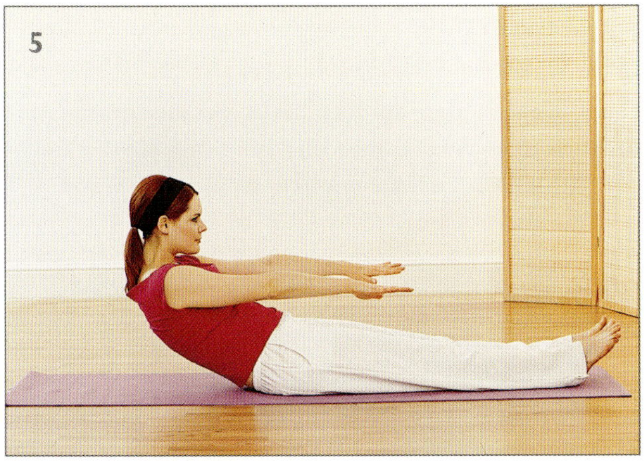

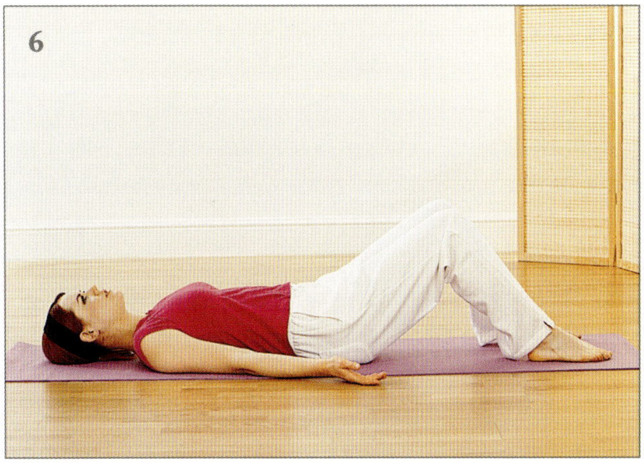

5 Legen Sie Ihren Oberkörper langsam Wirbel für Wirbel wieder ab. Halten Sie dabei die Arme nach vorn gestreckt über den Oberschenkeln, um sicherzustellen, dass Ihr oberer Rücken rund bleibt. Strecken Sie die Füße nach vorn, um die Bewegung zu kontrollieren.

6 Wenn der Kopf den Boden berührt, legen Sie die Arme mit den Handflächen nach oben neben den Körper. Beugen Sie die Knie, um in die Ausgangssituation zurückzukehren und die ganze Übung zu wiederholen.

Bauchatmung im Liegen ▸

Auch diese Übung entspannt Körper und Geist und hilft Ihnen, Verspannungen zu lösen.

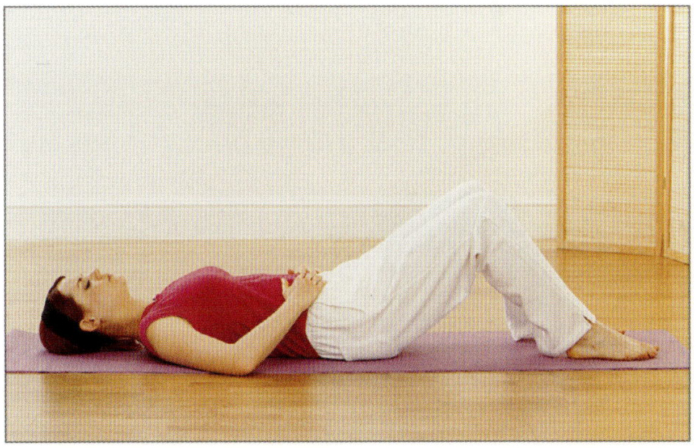

1 Legen Sie sich auf den Rücken, die Knie gebeugt, die Füße hüftweit auseinander. Atmen Sie in Ihrem ganz natürlichen Rhythmus. Nehmen Sie das Heben und Senken Ihres Bauches beim Ein- und Ausatmen wahr. Konzentrieren Sie sich nun ganz auf Ihren Atem und atmen Sie länger aus als ein.

2 Atmen Sie noch langsamer und tiefer, indem Sie sich vorstellen, dass Sie den Bauch bei jedem Ausatmen bis zur Wirbelsäule einziehen. Entspannen Sie sich beim Einatmen und atmen Sie so tief in den Bauch, dass er sich wölbt. Entspannen Sie sich nach einiger Zeit und atmen Sie wieder normal.

Auf Sie abgestimmte Übungsfolgen

Hier finden Sie Beispiele für kürzere Übungsfolgen. Sie können sich aber auch selbst etwas zusammenstellen. Finden Sie zunächst Ihre innere Mitte, üben Sie dann zwei oder drei Asanas und beenden Sie die Yoga-Einheit mit einer Atem- oder Entspannungsübung. Danach fühlen Sie sich ausgeglichen und entspannt.

Im Alter von sechs Wochen bis drei Monaten

(DIE ÜBUNGSFOLGE DAUERT FÜNF BIS ZEHN MINUTEN)

- Bewusst zur inneren Mitte atmen (siehe Seite 72)
- Die umgekehrte Atmung (siehe Seite 72)
- Die Gebetshaltung (siehe Seite 22)
- Die Katze (siehe Seite 75)
- Der Schwan (siehe Seite 74)
- Der Blasebalg (siehe Seite 73)

Im Alter von drei bis sechs Monaten

(DIE ÜBUNGSFOLGE DAUERT FÜNF BIS ZEHN MINUTEN)

- Bewusst zur inneren Mitte atmen (siehe Seite 72)
- Das sanfte Dreieck (siehe Seite 76)
- Entspanntes Vorbeugen (siehe Seite 77)
- Die Beine dehnen (siehe Seite 77)
- Den Rücken dehnen (siehe Seite 78)
- Im Liegen entspannen (siehe Seite 79)

Im Alter von sechs bis neun Monaten

(DIE ÜBUNGSFOLGE DAUERT ZEHN BIS 15 MINUTEN)

- Bewusst zur inneren Mitte atmen (siehe Seite 72)
- Variante des Grußes an die Sonne (siehe Seite 87)
- Wenn Sie sich kräftig genug fühlen, führen Sie den kompletten Gruß an die Sonne durch (siehe Seite 88). Beginnen Sie mit einer Sequenz und steigern Sie sich bis zu drei oder vier Sequenzen.
- Zum Abschluss im Liegen entspannen (siehe Seite 79)

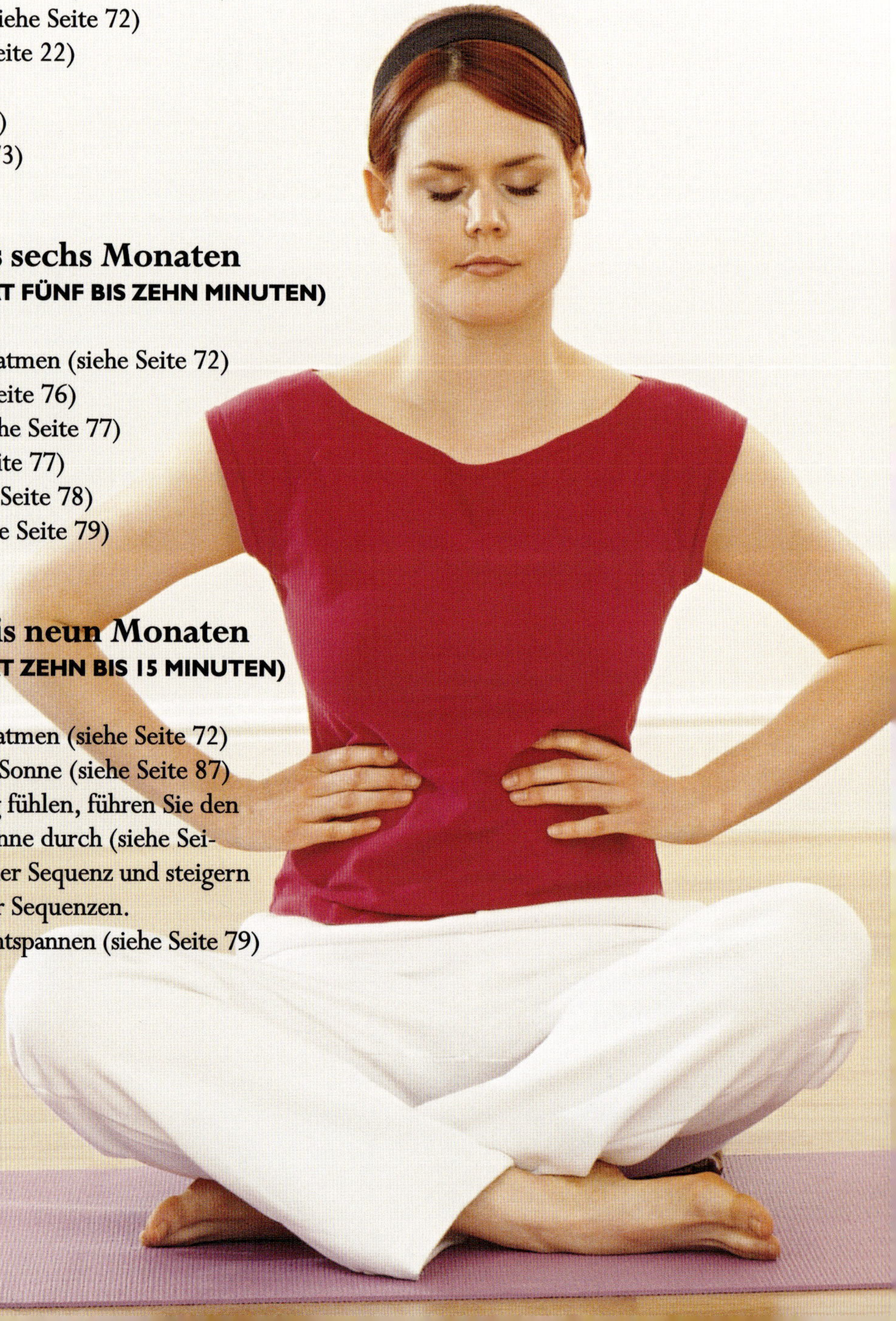

Variante des Grußes an die Sonne ▸

Diese Übungsfolge ist eine etwas einfachere Alternative zum „Gruß an die Sonne“ (siehe Seiten 88–89). Sie bereitet Sie auf die komplette Übungsfolge vor, da sie den Körper nicht nur belebt, sondern auch dessen Kraft und Beweglichkeit fördert.

1 Führen Sie die Hände in der „Tadasana“-Haltung (siehe Seite 76) wie zum Gebet zusammen.

2 Atmen Sie ein und heben Sie die Arme gestreckt über den Kopf. Die Handflächen zeigen zueinander, ohne sich jedoch zu berühren.

3 Beim Ausatmen beugen Sie sich nach vorne. Dabei ziehen Sie das Kinn an die Brust und gehen leicht in die Knie. Wenn Ihre Hände den Boden berühren, legen Sie die Handflächen neben den Füßen ab.

4 Atmen Sie ein und strecken Sie die Beine. Spannen Sie die Bauchmuskulatur an und richten Sie den Oberkörper langsam auf. Atmen Sie dabei aus.

5 Heben Sie beim Einatmen wie in Schritt 2 die Hände über den Kopf, ohne dass sie sich berühren. Neigen Sie den Oberkörper leicht nach hinten.

6 Atmen Sie aus und beugen Sie sich wie in Schritt 3 nach vorn. Atmen Sie ein, spannen Sie den Bauch an, heben Si eIhr Kinn und richten Sie den Oberkörper langsam wieder auf. Die Knie bleiben leicht gebeugt. Dann strecken Sie wieder die Arme über den Kopf.

7 Atmen Sie aus und kehren Sie in die Ausgangsstellung zurück. Bringen Sie die Handflächen wieder zusammen. Wiederholen Sie die Übung mehrmals.

HINWEIS Falls Sie den Boden beim Vorbeugen nicht berühren können, gehen Sie ruhig mehr in die Knie. Mit der Zeit werden Sie von selbst beweglicher.

1
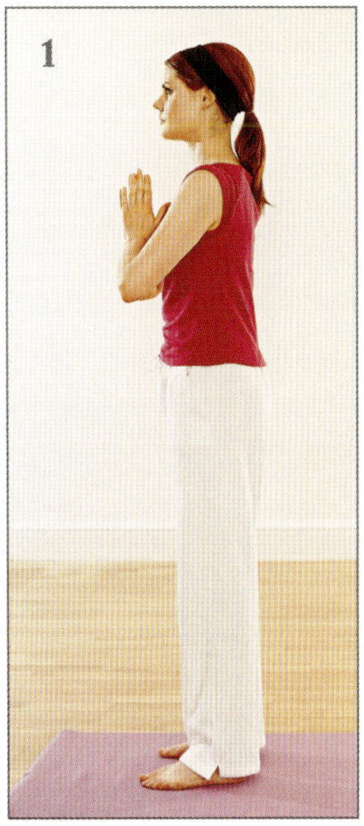

2
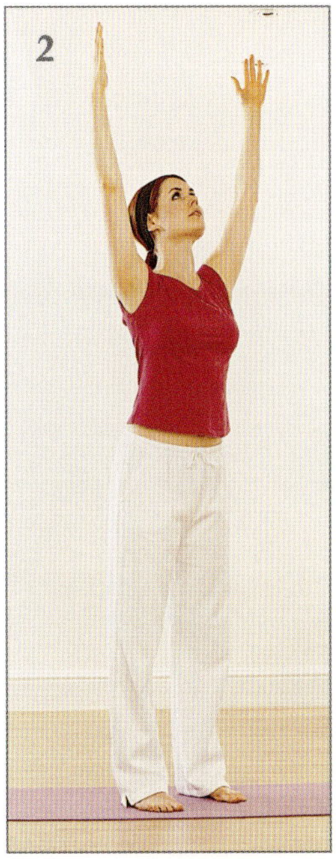

3
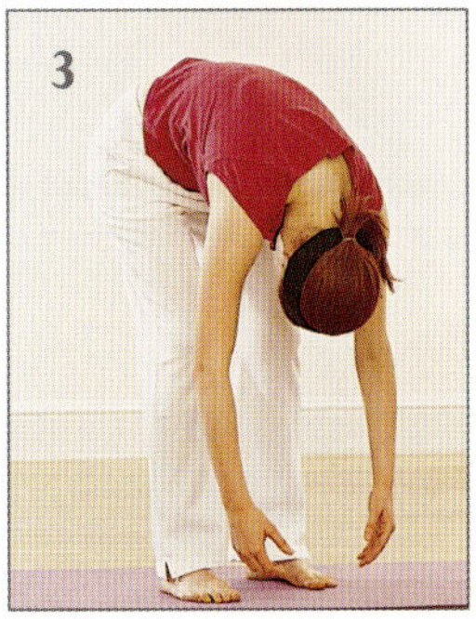

Gruß an die Sonne ▸

Diese Übungsfolge dehnt und kräftigt den gesamten Körper. Finden Sie Ihr eigenes Tempo und wiederholen Sie die Sequenz mit beiden Körperseiten. Sie können auch zunächst mit der verkürzten Variante (siehe Seite 87) beginnen und sich dann langsam steigern.

HINWEIS Der „Gruß an die Sonne" beinhaltet viele der bereits gezeigten Übungen. Machen Sie sich zuerst mit den einzelnen Bewegungen vertraut, bevor Sie sich an die komplette Sequenz wagen.

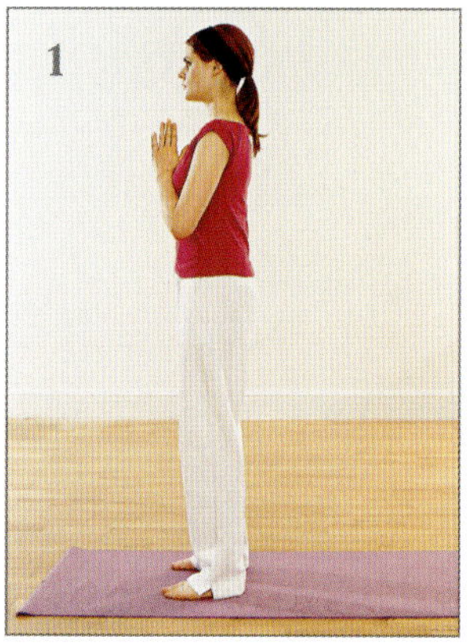

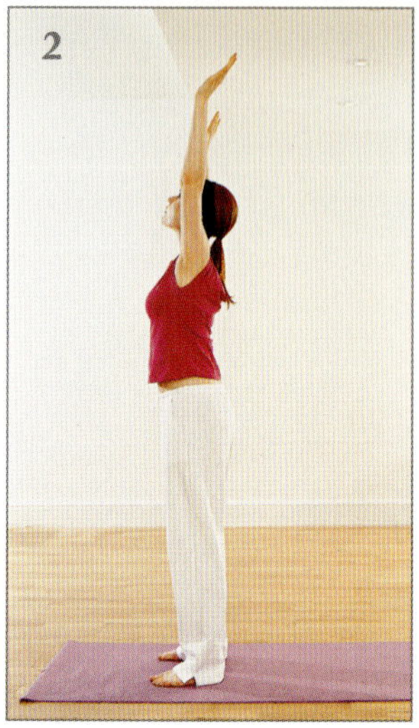

1 Stehen Sie aufrecht, die Füße hüftweit auseinander. Führen Sie die Hände vor der Brust wie zum Gebet zusammen und konzentrieren Sie sich auf Ihre Atmung.

2 Strecken Sie beim Einatmen die Arme seitlich und mit den Handflächen nach außen über den Kopf. Dehnen Sie den Brustkorb und blicken Sie in Richtung der Hände nach oben.

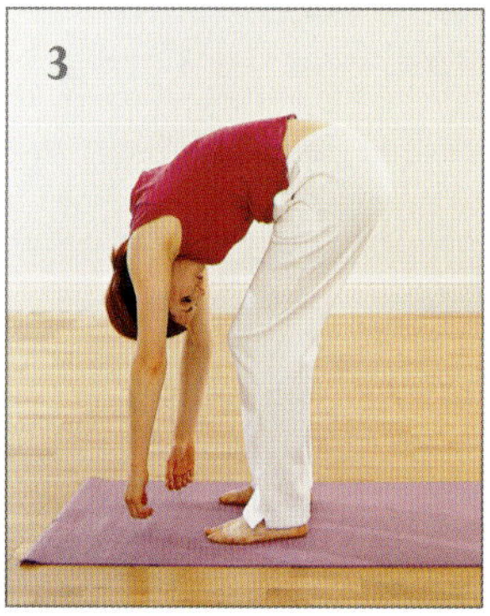

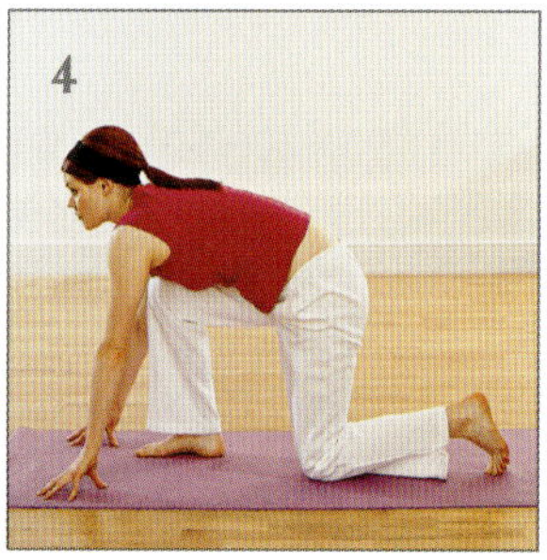

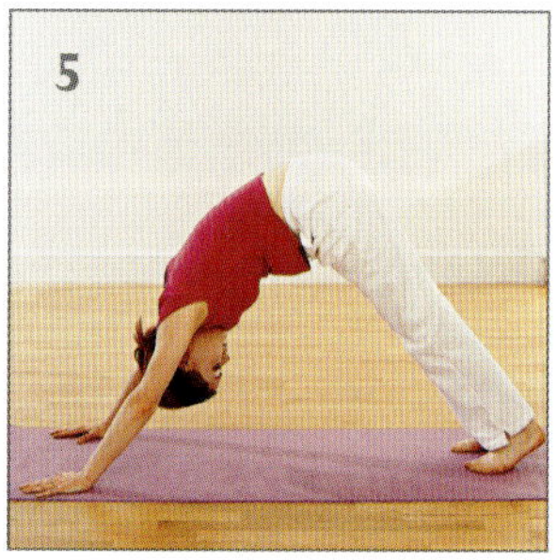

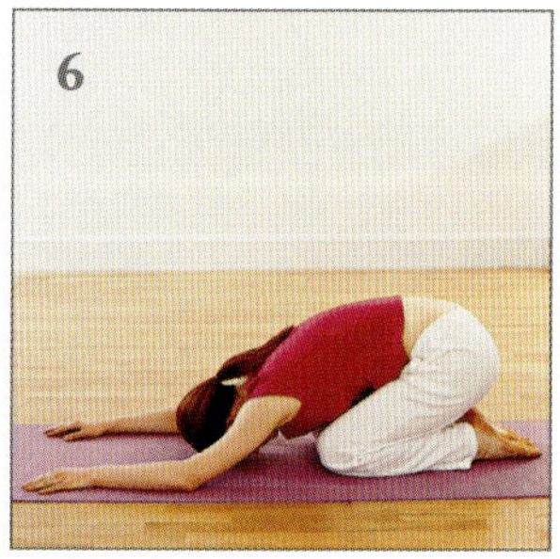

3 Beugen Sie beim Ausatmen den Rumpf nach vorn und lassen Sie die Arme locker zum Boden hängen (siehe Seite 77). Die Knie sind dabei leicht gebeugt. Halten Sie diese Stellung einige Atemzüge lang.

4 Nehmen Sie beim Ausatmen die Haltung des „Sprungbereiten Kriegers" ein (siehe Seite 82). Knien Sie dazu das rechte Bein nach hinten auf den Boden. Der Oberkörper ruht auf dem linken Schenkel. Richten Sie den Blick nach vorn und atmen Sie ruhig weiter.

5 Beim Ausatmen nehmen Sie Ihren linken Fuß nach hinten und kommen so in die Haltung des „Nach unten blickenden Hundes" (siehe Seite 81). Versuchen Sie – jedoch ohne Gewalt –, die Fersen aufzusetzen. Lassen Sie den Kopf einige Atemzüge lang entspannt hängen.

6 Bringen Sie die Knie zum Boden und legen Sie die Stirn ab. Lassen Sie die Arme ruhig liegen und atmen Sie aus. Verharren Sie einige Atemzüge in der Dehnhaltung „Der Schwan" (siehe Seite 74).

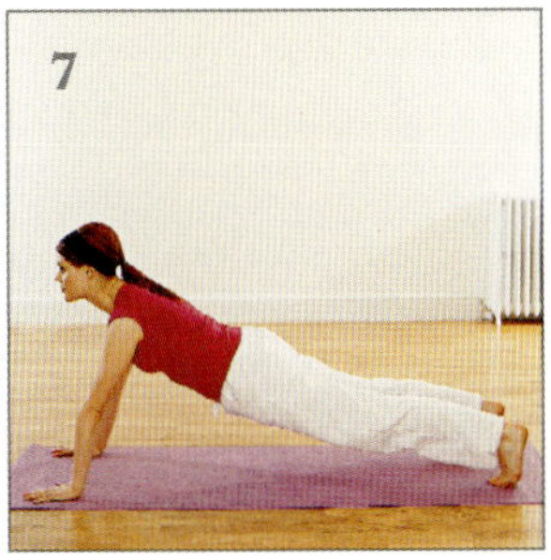

7 Atmen Sie ein und bringen Sie den Oberkörper nach vorn in den Liegestütz. Die Füße stehen auf den Zehen (siehe Seite 82: „Der nach vorn blickende Hund“). Falls Ihnen diese Stellung Probleme bereitet, können Sie die Knie ablegen.

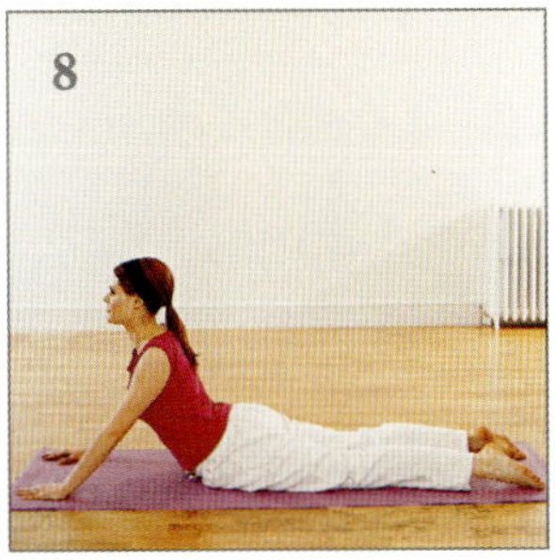

8 Senken Sie Ihren Körper beim Einatmen in die „Kobra“-Haltung (siehe Seite 83) und atmen Sie tief und langsam weiter.

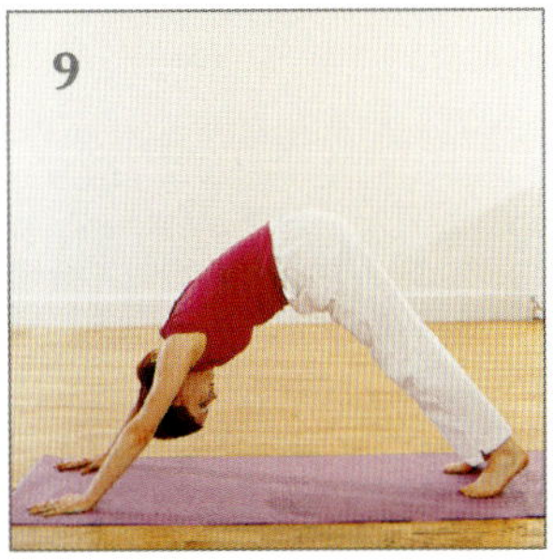

9 Stellen Sie sich beim Ausatmen auf die Zehen und nehmen Sie wieder die Haltung des „Nach unten blickenden Hundes“ ein. Halten Sie diese Position zwei oder drei Atemzüge lang.

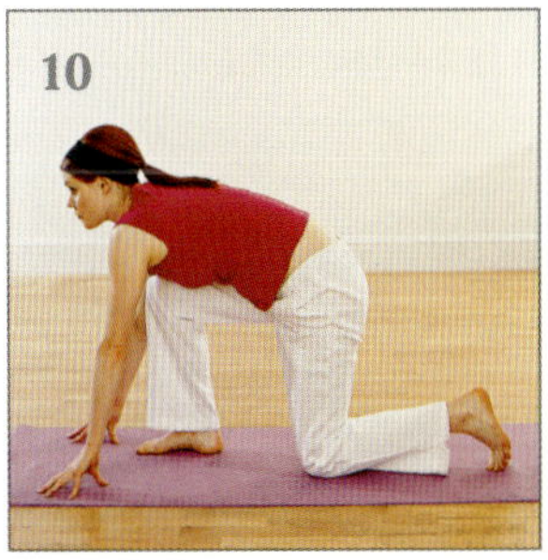

10 Setzen Sie Ihren rechten Fuß beim Einatmen zwischen die aufgestützten Hände und verharren Sie einen Augenblick in der Haltung des „Sprungbereiten Kriegers“.

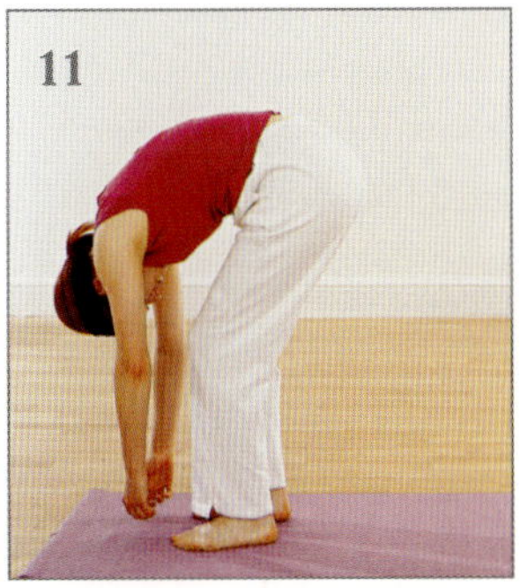

11 Bringen Sie beim Ausatmen den linken Fuß neben den rechten und lassen Sie den Oberkörper locker nach vorn hängen. Beugen Sie leicht die Knie, entspannen Sie die Nackenpartie und atmen Sie tief und ruhig.

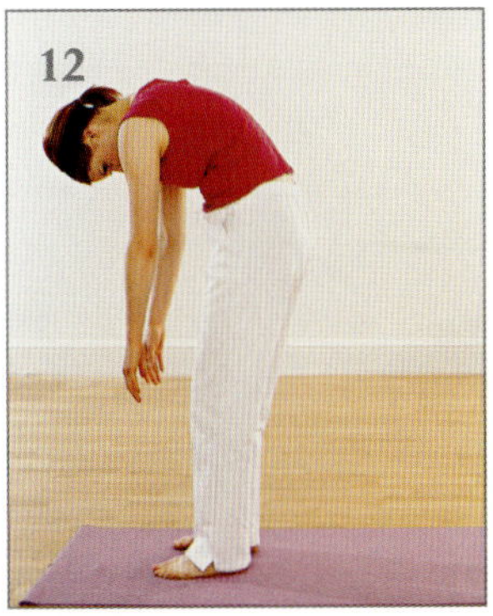

12 Atmen Sie ein und rollen Sie Ihren Oberkörper Wirbel für Wirbel auf. Die Knie bleiben dabei leicht gebeugt.

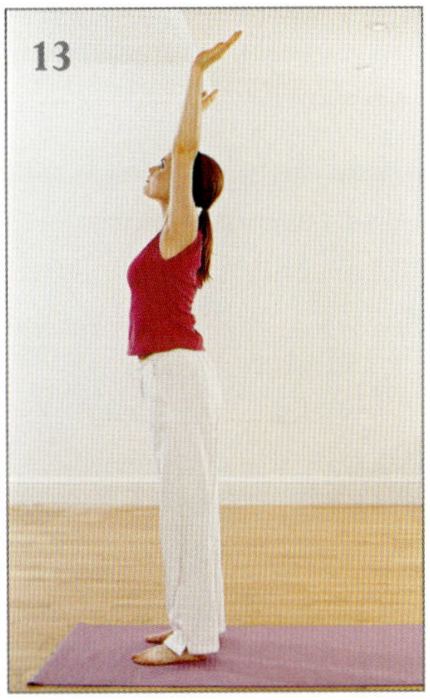

13 Atmen Sie tief ein und strecken Sie beide Arme über die Seiten lang nach oben aus. Richten Sie auch Ihren Blick zur Decke.

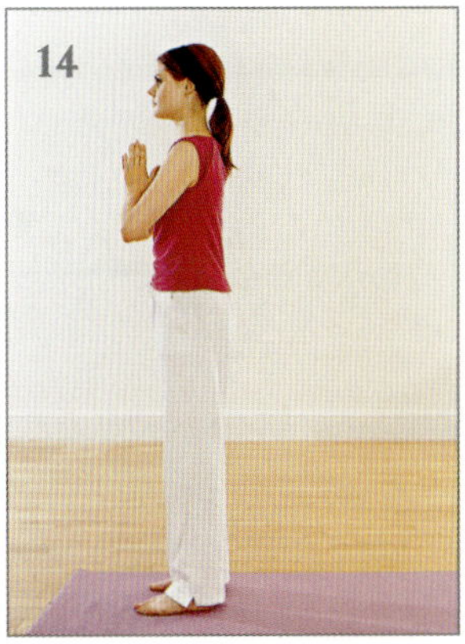

14 Bringen Sie beim Ausatmen Ihre Hände in die Gebetshaltung vor die Brust. Atmen Sie einige Minuten lang ruhig und bewusst. Wiederholen Sie dann die Übung mit der anderen Körperseite.

Glossar

ACHILLESSEHNE Dieser Begriff geht auf den griechischen Helden Achilles zurück, der angeblich im Kampf um das sagenumwobene Troja durch einen Pfeil seines Gegners Paris an seiner einzig verwundbaren Stelle – der Ferse – getroffen wurde und fiel. Im allgemeinen Wortgebrauch bezeichnet der Begriff die am Fersenbein ansetzende Sehne der Wadenmuskulatur.

ASANAS Dieser Name einer Körperhaltung im Yoga wird als auch Endsilbe bei der Bezeichnung zahlreicher anderer Yoga-Haltungen, wie z. B. bei „Tadasana" (Berg) oder „Shavasana" verwendet.

ASHTANGA YOGA Eine ausgeprägte Form des Yoga mit intensiven aerobicähnlichen Übungen. Sie ist auch als Power-Yoga bekannt. Diese Form ist nicht für Mutter und Baby geeignet.

BASISATMUNG BEIM YOGA Die Yoga-Atmung beginnt mit einem langsamen und ruhigen Ausatmen, wodurch sich die an der Atmung beteiligte Muskulatur entspannt. Hierdurch wird auch die Lunge gründlich entlüftet und auf die folgende Atemübung vorbereitet. Bei dieser Yoga-Basisatmung wirken Brustkorb, Zwerchfell und Bauchraum als fließende Einheit zusammen. Die Flanken werden ohne Anstrengung geweitet und durch das Heben des Schlüsselbeines können sich die Lungenflügel ganz mit Luft füllen. Zugleich senkt sich das Zwerchfell, sodass die Luft vollkommen ungehindert in die Lunge einströmen kann. Beim Einatmen weitet sich auch der gesamte Bauchraum. Die gesamte Atemfolge sollte ruhig und rhythmisch ausgeführt werden.

BAUCHATMUNG Eine Atemtechnik, bei der der Brustkorb kaum beteiligt ist und stattdessen die Bauch- und Unterleibsmuskulatur die Arbeit übernimmt. Beim Einatmen sollte sich die Bauchdecke deutlich wahrnehmbar heben und beim Ausatmen senken, wodurch sich automatisch auch das Zwerchfell hebt und senkt. Diese Form der Atmung kräftigt die Bauchmuskulatur.

BECKENBODEN Eine Muskelschicht am Boden des Beckens, die von großer Bedeutung für die Geburt, für sexuelle Funktionen sowie für Blasentätigkeit und Darmentleerung ist. Die vielschichtige Muskelschlinge reicht – mit Öffnungen für die Blase, den Darm und den Schoß – vom Scham- bis zum Steißbein und stellt eine wichtige Unterstützung der Beckenorgane dar.

BHAGAVAD GITA Diese alte Hindu-Schrift bedeutet wörlich übersetzt „Das Lied des Herrn" und dient als Lehrbuch des Yoga.

BIKRAM YOGA Eine sportliche Yoga-Form, die bei hohen Temperaturen ausübt wird und zu starkem Schwitzen führt. Diese Yoga-Form ist als Mutter-Kind-Yoga nicht geeignet.

BLASEBALG Diese Atemtechnik, auch „Wechselatmung" oder „Nadi Shodhana" genannt, entspannt auf natürliche Art und wirkt zugleich stimulierend auf den Geist. Dabei wird ein Nasenloch zugehalten, während durch das andere eingeatmet wird. Dann wird das zweite Nasenloch zugehalten und durch das erste ausgeatmet. Diese Atemfolge wird mehrmals wiederholt.

DANDASANA Dies ist die sitzende Grundstellung beim Yoga, auch „Sitzender Diener" genannt. Dazu sitzt man mit geradem Rücken und gerade nach vorn ausgestreckten Beinen auf einer festen Unterlage. Die Beine sind auf den Boden gedrückt und die Füße und Zehen sind nach oben gerichtet. Das Gewicht des Körpers liegt auf der Vorderseite der Sitzknochen. Die Hände sind mit den Handflächen nach unten in Hüfthöhe auf den Boden gestützt.

FLANKENATMUNG Bei dieser Atemtechnik sind sämtliche Muskeln des Brustkorbs aktiv, um die Flanken beim Einatmen so weit wie möglich zu dehnen und beim Ausatmen wieder zusammenzuziehen. Brust und Zwerchfell heben sich beim Ein- und senken sich beim Ausatmen. Die meisten Menschen atmen während des Alltags zu flach und zu schnell, wobei zumeist nur der obere Brustkorb beteiligt wird.

GLAUKOM (AUCH GRÜNER STAR) Die Bezeichnung für eine Gruppe verschiedener Augenkrankheiten, die durch Schädigung des Sehnervs das Sehvermögen stark einschränken können. Das Glaukom entsteht zumeist durch eine Durchblutungsstörung und/oder eine Abflussbehinderung des Kammerwassers, was zu einer Erhöhung des Innenaugendrucks führt.

HATHA YOGA Eine verbreitete Form des Yoga, die rhythmische Atemübungen – auch „Pranayama" genannt – sowie eine Vielzahl an Körperstellungen beinhaltet. „Ha – Tha" bedeutet so viel wie „Sonne – Mond" und symbolisiert die Harmonisierung und Vereinigung der Sonnen- und Mondkräfte, also der männlichen und weiblichen Kräfte in Körper und Psyche.

HIN- UND HERWIEGEN Ein wirksames Mittel, um ein quengelndes Baby zu beruhigen. Man hält das Baby mit dem Rücken zu sich – mit dem einen Arm wie ein Sitz unter seinem Po, dem anderen vor seiner Brust. So wiegt man es rhythmisch hin und her, um seine Laune zu bessern.

INDISCHES MELKEN Eine sanfte, rhythmische Massagetechnik, bei der mit beiden Händen Bewegungen ausgeführt werden, die an das Melken einer Kuh erinnern.

KAISERSCHNITT Eine geplante oder im Notfall durchgeführte Operation, die angewendet wird, wenn eine natürliche Geburt risikobehaftet oder unmöglich ist. Hierzu wird der Unterleib mit einem ca. 20 cm langen Schnitt geöffnet und die Gebärmutter zur Geburt des Kindes aufgeschnitten.

KOLIK Babys, die unter Koliken leiden, reagieren häufig mit intensiven Schreiphasen, die mehrmals in der Woche auftreten und mehrere Stunden dauern können. Die Koliken treten meist im Alter von drei Wochen bis drei Monaten auf und können durch verschiedene Faktoren ausgelöst werden, wie z. B. Anpassungsschwierigkeiten an die Umwelt, Allergien oder Blähungen.

LIMBISCHES SYSTEM Funktionseinheit des Gehirns, die eine übergeordnete Rolle bei der Steuerung grundlegender Verhaltensweisen und Bedürfnisse, wie Hunger, Durst, Emotionen und des Erkennens von Schlüsselreizen, wie z. B. des Lächelns, spielen.

MULA BANDHA Eine Yoga-Technik, die ein leichtes Anspannen des Beckenbodens mit einer entgegengesetzten Atembewegung koppelt. Im klassischen Yoga bezeichnet „Bhanda" ein Ventil, das Körperenergien leitet und freisetzt.

NAMASTE Eine Geste, bei der die Handinnenflächen mit nach oben gerichteten Fingerspitzen vor dem Herzen aneinander gelegt werden. Der Kopf ist dabei leicht geneigt. Der Name dieser Geste ist von den Sanskrit-Wörtern „nama" – auf Deutsch „beugen" – und „te" – auf Deutsch „du" – hergeleitet und bezeichnet einen demütigen Gruß.

OM Ein heiliger und religiöser Gesang aus dem alten Indien, der sich aus den drei Lauten „a", „u" und „m" zusammensetzt und der Spannungen lösen, wirre oder belastende Gedanken ordnen und Körper und Geist erfrischen soll. Das „Om" gilt als Manifestation des universellen Bewusstseins.

POSTNATALE DEPRESSION Im Gegensatz zu einer leichten Verstimmung einige Tage nach der Geburt, die sehr häufig ist, stellt die sog. postnatale Depression ein ernstzunehmendes medizinisches Krankheitsbild dar, das ärztlicher Betreuung bedarf. Während die „normale" postnatale Verstimmung durch phasenweise Stimmungsschwankungen, Erregbarkeit und Niedergeschlagenheit gekennzeichnet ist, kann die postnatale Depression monatelang Gefühle der Angst, der tiefen

Verzweiflung, der hilflosen Wut und Traurigkeit mit sich bringen. Andere Symptome sind ständige Unruhe, auffällige Gewichtsveränderungen, Verlust an Selbstwertgefühl und allgemeine Teilnahmslosigkeit.

PRANA Ein altes Hindu-Wort, das die Lebensenergie in all dem symbolisiert, was die Natur hervorbringt – in der Luft, der Nahrung und dem Atem. Prana steht somit für die kosmische Lebenskraft.

PRANAYAMA Eine Atemtechnik im Yoga, die – verbunden mit bewusster Konzentration und Vorstellungskraft – den Geist beruhigen und die Lebenskraft („Prana") entfalten soll.

SHAVASANA Dies ist eine Basishaltung – oder „Asana" – im Yoga, bei der der Körper vollständig ruhig und entspannt ist. Dazu wird die Rückenlage eingenommen und die Beine eng aneinander gelegt, ohne sich jedoch zu berühren. Die Fußspitzen zeigen nach außen und die Arme liegen entspannt neben dem Körper. Die Handflächen zeigen zur Decke. Die Augen sind geschlossen und die Gesichtsmuskulatur ist vollkommen entspannt. In dieser Position wird langsam und tief geatmet.

STRESSINKONTINENZ Bezeichnet den unkontrollierten Abgang von Urin, wenn erhöhter Druck auf den Unterleib ausgeübt wird – so z. B. beim Niesen, Husten, Lachen oder bei sportlicher Betätigung. Die Ursache hierfür kann eine Schwächung der Beckenboden- oder der Harnröhrenschließmuskulatur sein.

TADASANA Eine Standardhaltung – oder „Asana" – im Yoga, auch „Berg" genannt. Man steht mit leicht geöffneten Beinen, der Blick ist nach vorne gerichtet. Nun wird die Wirbelsäule gestreckt und die Füße werden fest auf den Boden gedrückt. Die Arme hängen locker neben dem entspannten Körper. Knöchel, Knie, Hüften, Schultern und Ohren bilden eine gerade Linie.

TRIKONASANA Ebenfalls eine im Stehen ausgeführte Standardhaltung im Yoga, die auch als „Dreieck"-Haltung bezeichnet wird. Die gespreizten und gestreckten Beine bilden ein Dreieck. Der linke Fuß wird leicht nach innen, der rechte um 90 Grad nach außen gedreht. Beim Ausatmen gleitet der rechte Arm entlang dem Bein in Richtung Boden, wobei der Oberkörper so weit zur Seite geneigt wird, wie es einem möglich ist. Der linke Arm wird, so weit es geht, nach oben gestreckt. Der Kopf dreht sich ebenfalls und der Blick richtet sich nach oben zur linken Hand.

UMGEKEHRTE ATMUNG Eine Atemtechnik, die die Tiefenmuskulatur kräftigt, was vor allem nach einem Kaiserschnitt von großem Wert ist. Das Einatmen erfolgt wie gewohnt, beim Ausatmen wird der Bauchnabel fest in Richtung Wirbelsäule eingezogen.

UPANISHADEN Eine Reihe alter Hindu-Schriften. Das Wort „Upanishad" bedeutet übersetzt „sich in der Nähe niedersetzen" – gemeint ist damit „sich zu den Füßen des Lehrers setzen" – und „heiliges und geheimes Wissen".

VORDERE GROSSHIRNRINDE Teil des vorderen Gehirnlappens, der in enger Verbindung mit Gefühlsregungen, der Gedächtnisleistung und der Kontrolle komplexer Körperbewegungen steht.

Nützliche Adressen

Qualifizierte Yogalehrer in Ihrer Nähe finden Sie bei der nächsten Volkshochschule oder bei folgenden Adressen.

BDY (BERUFSVERBAND DER YOGALEHRENDEN IN DEUTSCHLAND)
Jüdenstraße 37
37073 Göttingen
Tel.: +49(0)551 / 4 88 38 08
info@yoga.de oder info@bdy.de
www.yoga.de

BERUFSVERBAND DER B.K.S. IYENGAR YOGA VEREINIGUNG DEUTSCHLAND E.V.
Pappelallee 24
10437 Berlin
Tel.: +49(0)30 / 54 71 40 30 und – 31
Fax: +49(0)30 / 54 71 40 – 32
info@iyengar-yoga-deutschland.de
www.iyengar-yoga-deutschland.de

BUNDESVERBAND „DAS FRÜHGEBORENE KIND" E.V.
Kurhessenstraße 5
60431 Frankfurt am Main
Tel.: +49(0)1805 / 87 58 77
Fax: +49(0)69 / 58 70 09 95 99
info@fruehgeborene.de
www.fruehgeborene.de

EAST SIDE YOGA
Schwedter Straße 48
10435 Berlin
Tel.: +49(0)30 / 9 25 79 40
Fax: +49(0)30 / 92 37 28 46
info@eastsideyoga.de
www.eastsideyoga.de

IYENGAR YOGA INSTITUT
Niddagaustraße 21
60489 Frankfurt
Tel.: +49(0)69 / 95 63 68 83
www.iyengar-yoga-institut.de

MÜNCHNER YOGA-ZENTRUM
Frauenlobstraße 24
80337 München
Tel.: +49(0)89 / 53 53 94
Fax: +49(0)89 / 517 01 091
www.muenchneryoga-zentrum.de

SCHATTEN & LICHT – KRISE NACH DER GEBURT E.V.
Obere Weinbergstraße 3
86465 Welden
Tel.: +49(0)8293 / 96 58 64
Fax: +49(0)8293 / 96 58 68
info@schatten-und-licht.de
www.schatten-und-licht.de

WEG DER MITTE – GANZHEITLICHES GESUNDHEITSZENTRUM
Kloster Gerode
37345 Gerode
Tel.: +49(0)36072 / 82 00
Fax: +49(0)36072 / 820 24
wegdermitte@web.de
www.wegdermitte.de

YOGA VIDYA ZENTRUM NÜRNBERG
Leonardstraße 13
90443 Nürnberg
Tel.: +49(0)911 / 92 88 88 6
Fax: +49(0)911 / 92 88 88 7
www.yoga-vidya.de

YOGASCHULE BRAUNSCHWEIG
Poststraße 5
38159 Vechelde
Tel.: +49(0)53 02 / 49 00
Fax: +49(0)53 02 / 49 02
info@yoga-ayurveda.com
www.yoga-ayurveda.com
www.yogaschulebraunschweig.de

Yoga-Matten, Meditationskissen und Meditationsschemel erhalten Sie bei
BAUSINGER GMBH
Hauptstraße 12
72479 Straßberg-Kaiseringen
Tel.: +49(0)7434 / 600 und 607
Fax: +49(0)7434 / 604
info@bausinger.de
www.bausinger.de

IM AUSLAND

YOGA AUSTRIA BYO (BERUFSVERBAND DER YOGALEHRENDEN IN ÖSTERREICH)
Neustiftg. 14/St.2/II
A – 1070 Wien
Tel.: +43(0)1 / 5 05 36 95
office@yoga.at
www.yoga.at

SYG (SCHWEIZERISCHE YOGA GESELLSCHAFT)
Aarbergergasse 21
CH – 3011 Bern
Tel.: +41(0)31 / 311 07 17
Fax +41(0)31 / 311 07 11
sekretariat@syg.ch
www.yoga.ch
www.syg.ch

BIRTHLIGHT
PO Box 148
UK – Cambridge, CB4 2GB
Tel.: +44(0)1223 / 36 22 88
www.birthlight.com

THE YOGA THERAPY CENTRE
90–92 Pentonville Road
UK – London, N1 9HS
Tel.: +44(0)20 / 76 89 30 40
www.yogatherapy.org

Register

Danksagung

Ich möchte meinem Team und dabei insbesondere Vivienne, John, Sally, Tim, Nicky, Victoria und Deirdre für ihre Hilfe und Unterstützung danken. Dir, Ruth, vielen Dank für deine Geduld und dein erquickendes Lächeln! Vicky, dir vielen Dank dafür, dass du mir als Model zur Verfügung standest und mir das Schminken beigebracht hast! Einen riesigen Dank an all meine Models – sowohl Mütter als auch Babys –, die in diesem Buch zu sehen sind, und an meine St-Albans-Mütter, die mir bei der Gestaltung geholfen haben.

Vielen Dank an meine Lehrer: Andrea Wilson, Françoise Freedman von der Organisation *Birthlight*, Robin Munro vom *Yoga Therapy Centre* in London und Ralph, der mir die wahre Bedeutung des Yoga vermittelte.

Dank an das St-Albans-„Costa-Cafe“, wo es mir erlaubt wurde, stundenlang zu schreiben, ohne einen Kaffee zu kaufen. Dir, Giles, vielen Dank, dass du auf die Kinder aufgepasst hast, während ich schrieb.

Doch der größte Dank geht an meine Kinder. Es ist nicht leicht, mit einer Mutter zu leben!

Leitende Redakteurin Vivienne Antwi
Artdirector Tim Foster
Designerin Victoria Burley
Produktion Faizah Malik
Fotografin Ruth Jenkinson
Redakteurin Anne McDowall
Korrekturleserin Alyson Lacewing
Register Ann Parry